Dr Richardière

La Coqueluche

BIBLIOTHÈQUE MÉDICALE

PUBLIÉE SOUS LA DIRECTION

DE MM.

J.-M. CHARCOT	G.-M. DEBOVE
Professeur à la Faculté de médecine de Paris, membre de l'Institut.	Professeur à la Faculté de médecine de Paris, membre de l'Académie de Médecine, médecin de l'hôpital Andral.

LA
COQUELUCHE

PAR

Le Dᴿ H. RICHARDIÈRE

Médecin des hôpitaux.

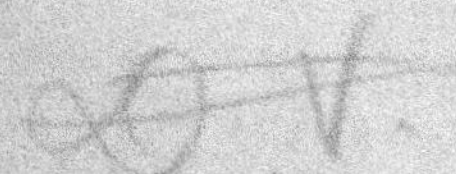

PARIS

RUEFF ET Cⁱᵉ ÉDITEURS

106, BOULEVARD SAINT-GERMAIN, 106

LA COQUELUCHE

DÉFINITION

La coqueluche est une maladie spécifique, infectieuse et contagieuse. Elle est caractérisée cliniquement par des quintes de toux plus ou moins espacées, composées d'une série d'expirations violentes, entrecoupées par des inspirations bruyantes, avec sifflement. Les quintes de toux se terminent généralement par le rejet de matières visqueuses et filantes, souvent mélangées à des aliments vomis.

La coqueluche n'a pas une marche cyclique, régulière comme celle de quelques maladies infectieuses (les fièvres éruptives, par exemple). Sa durée oscille dans des limites variant ordinairement entre un mois et six mois.

ÉTYMOLOGIE

L'origine du mot *coqueluche*, employé depuis plusieurs siècles pour désigner le catarrhe spasmodique contagieux des enfants, a été diversement interprétée.

Suivant quelques auteurs, la coqueluche devrait son nom au vêtement appelé *coqueluchon*, dont les femmes du Midi se couvraient autrefois la tête et les épaules. A l'appui de cette opinion, Jean Siron a rappelé que les malades atteints du catarrhe épidémique, décrit dès l'origine sous le nom de coqueluche, se plaignaient d'avoir la tête et la nuque comme serrées dans un coqueluchon.

Dans une autre hypothèse, c'est la ressemblance du bruit des quintes avec le chant du coq qui a fait donner son nom à la maladie. Le mot de *coqueluche* aurait pour origine un essai d'harmonie imitative. S'il en est ainsi, la dénomination a été défectueuse au début, car la maladie décrite pendant deux siècles sous le nom de coqueluche paraît avoir été la grippe, qui ne se manifeste pas par une toux rappelant le chant du coq.

Une troisième opinion fait dériver le nom de *coqueluche* du coquelicot, plante fréquemment employée autrefois pour combattre la toux spasmodique.

HISTORIQUE

L'origine de la coqueluche est complètement inconnue. On ignore l'époque précise où elle a fait son apparition, ainsi que les conditions dans lesquelles le germe, que nous supposons animé et susceptible de reproduction, a commencé à se développer dans l'organisme de l'homme. Il est impossible de préciser l'époque où la coqueluche s'est manifestée pour la première fois par ses signes caractéristiques de quintes spasmodiques et de catarrhe contagieux.

La coqueluche, comme les fièvres éruptives, paraît cependant avoir une origine relativement récente. Les principaux symptômes de la maladie ont été observés et notés en Europe vers la fin du Moyen âge. Faut-il en conclure que le germe de la maladie a pris naissance à cette époque ? Nous ne le croyons pas. Si le germe de la coqueluche n'a pas été importé en Europe pendant les grands mouvements d'expéditions lointaines et de voyages qui ont signalé la fin du xv° siècle, il a pu vivre latent et inoffensif pour l'homme, sans manifester ses effets, pendant de longs siècles, et ne trouver qu'à cette période de l'histoire les conditions encore mystérieuses de son développement et de son acclimatement dans l'organisme humain. Il n'est pas rare, en effet, de voir des bactéries pathogènes exalter leur virulence à un moment donné. Nous en avons actuellement un exemple manifeste dans le microbe de la pneumonie, dont la virulence s'exalte sous l'influence de la grippe et de certaines conditions climatériques, jusqu'à pouvoir produire de véritables épidémies de pneumonies infectieuses, presque inconnues avant ces dernières années.

Les médecins de l'antiquité grecque et latine ne connaissaient pas la coqueluche. Leurs écrits ne font mention d'aucune maladie se manifestant par des symptômes pouvant être rapportés à cette maladie. Les livres hippocratiques sont muets sur cette question. Il en est de même des ouvrages de Celse et de Gallien.

Le premier auteur qui ait signalé des symptômes analogues à ceux de la coqueluche semble avoir été Avicenne, qui, mentionnant une maladie observée chez les enfants, rapporte que cette mala-

die faisait cracher le sang et donnait une teinte
bleuâtre au visage. Toutefois, comme le médecin
arabe ne parle ni des quintes ni de la contagiosité de la maladie, une grande obscurité persiste
sur la cause exacte des symptômes qu'il a observés. La description qu'il donne peut, en effet,
s'appliquer à la tuberculose pulmonaire ou à la
cyanose compliquée de phthisie.

C'est au xve siècle que le mot de coqueluche
a été employé pour la première fois en France. Il
servait à désigner certaines maladies épidémiques
qui sévirent à plusieurs reprises et qui furent
probablement des grippes épidémiques. En ana-
lysant, en effet, les symptômes observés dans
les épidémies relatées par Monstrelet, Rivière,
Mercatus, Ambroise Paré (1). d'Aubigné, Valle-
riola, on voit que les malades ont été le plus
souvent des adultes. Les symptômes, fort variables,
consistaient en fièvre « avec délire et frénésie ».
Les douleurs de rein étaient fréquentes. Le
catarrhe nasal et bronchique était ordinaire. Les
quintes si caractéristiques de la coqueluche et les
vomissements qui en sont la conséquence ne
sont pas mentionnés. Il est donc probable que

(1) « Il y a un accident de teste, appelé coqueluche, ainsi dit
parce que ceux qui en étaient esprius sentaient une extrême
douleur de teste et à l'estomac, aux reins et aux jambes, avec
fièvre continue et souvent avec délire et frénésie. » Ambroise
Paré, cité par Henri Roger.

les descriptions des maladies épidémiques qui sévirent aux xv° et xvi° siècles se rapportent plutôt à la grippe épidémique qu'à la coqueluche.

Au contraire, dans l'épidémie décrite par Baillou, on retrouve les principaux symptômes de la coqueluche. Dans cette épidémie observée en 1578, les enfants étaient les principales victimes du mal. Ils avaient une toux si violente qu'ils rendaient le sang par le nez et par la bouche. Ils vomissaient souvent. La toux survenait par quintes et la maladie se terminait souvent par de la fièvre et une dyspnée terrible.

Dans ce tableau tracé par Baillou, il est facile de reconnaître les principaux symptômes de la coqueluche simple ou compliquée de la broncho-pneumonie.

La description de Baillou était aussi nette que possible. Cependant, la confusion entre la coqueluche et la grippe dura encore plus d'un siècle, jusqu'à ce que Willis, en 1682, eût fixé d'une façon définitive les traits de la coqueluche, qu'il étudia sous le nom de : *tussis puerorum convulsiva seu suffocativa*. On trouve, dans la description de Willis, les symptômes essentiels de la maladie : l'épidémicité, les accès de quintes avec menaces de suffocation, la longue durée de la maladie, sa résistance aux remèdes employés, etc. Grâce à ce tableau magistral de la coqueluche et de ses symptômes, les épidémies de coqueluche furent dès lors nettement individualisées et rapportées à leur véritable origine. Parmi les épidémies ultérieures qui permirent de perfectionner l'étude de la maladie et de montrer ses complications les plus fréquentes, nous citerons l'épidémie d'Augsbourg, en 1724, et celle de Vienne, dont de Haen fut l'historien.

La coqueluche est une maladie simple à étudier. Ses symptômes sont peu nombreux. Aussi a-t-il été ajouté peu de chose à la description de Willis. Les travaux ultérieurs ont eu surtout pour objet de déterminer la nature, les causes et le degré de contagiosité de la coqueluche. Son traitement a fait l'objet de recherches innombrables, dont la plupart ont été malheureusement infructueuses.

Il serait injuste de terminer ce rapide historique sans rappeler que la coqueluche, maladie presque spéciale à l'enfance, a été constamment étudiée dans les hôpitaux d'enfants de Paris. Plusieurs médecins, observant dans ces hôpitaux, lui ont consacré des travaux remarquables. Les monographies de Rilliet et Barthez, de Blache, de Trousseau, etc., sont connues de tous et font toujours autorité dans la matière. Enfin, le livre (1) du regretté

(1) *La coqueluche*, par Henri Roger, dans le tome II des *Recherches cliniques sur les maladies de l'enfance*.

Henri Roger est le guide le plus précieux pour tout médecin qui tente une nouvelle description de la coqueluche. Nous ferons de larges emprunts à ce livre, fruit d'une immense pratique de la médecine infantile et d'une vaste expérience, assurée par la critique la plus rigoureuse.

ÉTIOLOGIE

La seule cause de la coqueluche est la *contagion*.
Longtemps mise en doute et même niée formellement par des médecins illustres, tels que Stoll,
Laënnec, etc., la contagiosité de la coqueluche
est actuellement admise par tous les observateurs.
D'innombrables faits la démontrent. Elle est prou-
vée par les épidémies de coqueluche et par les
observations nombreuses, qui montrent tous
les enfants d'une même famille, les parents eux-
mêmes, atteints par le mal qui a sévi sur un des
enfants.

Il n'existe plus actuellement de doute sur le
pouvoir contagieux de la coqueluche, ni dans
l'esprit des médecins, ni dans celui des mères de
famille, dont on connaît l'empressement justifié
à fuir les enfants toussant par quintes convulsives.

La coqueluche ne se déclare pas spontanément.

Elle dérive toujours d'une contagion antérieure. La maladie peut sévir épidémiquement dans un pensionnat ou dans un village, à la suite de l'arrivée d'une personne atteinte du catarrhe infectieux.

Dans les grandes villes de l'Europe, la maladie règne à l'état endémique, le germe se propageant et entretenant sa vitalité par une série ininterrompue de contagions successives.

La coqueluche ne reconnaissant pas d'autre cause appréciable que la contagion, son étiologie se borne à la recherche des conditions adjuvantes qui forment la prédisposition ou qui confèrent l'immunité.

Ces conditions adjuvantes sont banales pour la plupart, comme celles qui favorisent le développement de la plupart des maladies infectieuses.

Parmi les conditions prédisposantes, il faut mettre en première ligne l'*âge des individus*. La coqueluche est surtout une maladie de l'enfance. Elle est rare dans l'âge adulte et dans la vieillesse. L'immunité conférée par l'âge adulte est d'ailleurs relative et tient souvent à ce que les adultes sont préservés par une atteinte antérieure de la maladie pendant l'enfance. En effet, lorsque la coqueluche sévit dans une famille, les parents qui n'ont pas eu antérieurement la maladie peuvent être atteints en même temps que les enfants.

Aucun âge n'est, en fait, à l'abri de la coqueluche. On l'a observée à tout âge, même dans la vieillesse. Un fait cité par Hale White concerne une femme de quatre-vingt-un ans, atteinte de coqueluche.

L'enfance est frappée par la coqueluche avec une extrême fréquence ; elle y est exposée à toutes ses périodes.

La période où la maladie s'observe le plus fréquemment s'étend entre le milieu de la seconde année et la cinquième ou la sixième année. D'après R. Blache, les cas les plus nombreux seraient observés dans le cours de la troisième année. Les chiffres n'ont toutefois qu'une valeur relative. L'enfance est accessible, à tout moment, au contage de la coqueluche. Si les cas de contagion sont peu nombreux dans les premiers mois de la vie et très fréquents à partir de la deuxième et de la troisième année, la cause de cette inégale répartition tient aux rapports de plus en plus fréquents des enfants avec les autres enfants de leur âge, aux promenades, aux jeux en commun, à la fréquentation des lieux de réunion ou d'instruction.

Les enfants nouveau-nés ne sont pas indemnes. Si un enfant naît dans un milieu où règne la coqueluche, il est de règle de le voir contracter la maladie.

Des faits rigoureusement observés prouvent

que la coqueluche peut frapper les enfants dès les premiers jours de la vie. Bouchut a vu un nouveau-né qui fut contaminé deux jours après sa naissance et eut des quintes de coqueluche dès le dixième jour.

Henri Roger, tout en déclarant la coqueluche très rare dans les trois premiers mois de la vie, dit cependant en avoir observé plusieurs cas; un à quinze jours; un à un mois; deux autres à deux mois; un certain nombre à trois mois. Il ajoute que la rareté de la coqueluche dans les premiers mois de la vie tient seulement à ce que, à cet âge, « les enfants sont plus surveillés et plus tenus éloignés des contages. »

La coqueluche *congénitale*, s'affirmant par des quintes caractéristiques dès la naissance de l'enfant né d'une mère atteinte de coqueluche, a été observée une fois par Rilliet et Barthez. Ces auteurs ont vu un nouveau-né présenter des quintes très violentes, qui apparurent le jour même de la naissance. La mère de cet enfant était atteinte de la coqueluche depuis un mois, au moment de ses couches.

On a longtemps considéré comme causes prédisposantes : les *saisons* et certaines conditions *météorologiques*. Les saisons de transition (le printemps, l'automne), les froids humides ont été particulièrement incriminés. Les conditions atmosphériques, accusées surtout par les auteurs qui ne voyaient dans la coqueluche qu'une bronchite ou un catarrhe de nature particulière et qui négligeaient le caractère infectieux de la maladie, ont, en réalité, peu d'importance au point de vue de l'étiologie. Ces conditions paraissent seulement de nature à favoriser les complications et à prolonger la durée de la maladie. Il résulte, en effet, des chiffres donnés par H. Roger, qui a réuni 571 cas de coqueluche, que ces cas se répartissent à peu près également par trimestre. Les écarts signalés sont assez peu sensibles pour qu'il y ait lieu de les négliger. On peut affirmer que la coqueluche sévit à peu près également en toute saison (1).

Les conditions telluriques sont également négligeables. La coqueluche sévit partout, aussi bien dans les vallées que sur les plateaux, sur les bords des rivières que dans les plaines désolées par la sécheresse. Tous les pays du monde ont été visités par la maladie. Elle s'acclimate partout où elle trouve les conditions nécessaires de propagation et d'entretien du germe contagieux. La coqueluche a sévi sur tous les points du globe où son germe contagieux a été importé. Nulle part, elle

(1) Les chiffres donnés par Roger sont : sur 571 cas de coqueluche : 158 pour le printemps, 138 pour l'été, 138 pour l'automne, 137 pour l'hiver.

n'a trouvé de races humaines réfractaires à son développement.

Les conditions relatives à l'habitation n'ont aucune importance.

Le germe de la coqueluche se développe et se propage aussi bien dans les habitations somptueuses, les mieux comprises au point de vue de l'aération et de l'hygiène, que dans les demeures pauvres et misérables des cités ouvrières. Si la coqueluche paraît plus fréquente dans la classe pauvre, c'est qu'elle trouve dans l'encombrement des maisons, dans les contacts habituels des enfants du voisinage, des conditions plus particulièrement favorables à sa propagation.

Aucun tempérament ne met à l'abri de la coqueluche. Les enfants forts et vigoureux sont frappés aussi facilement que les enfants débiles, à tempérament lymphatique ou entachés de scrofulose.

Le sexe n'a aucune influence. D'un relevé considérable fait par Rosen et portant sur plus de 40,000 cas, il résulte que la coqueluche atteint également les garçons et les filles.

Il n'existe pas d'antagonisme entre la coqueluche et les autres maladies de l'enfance. La coqueluche atteint fréquemment les enfants encore malades ou convalescents d'autres maladies. On voit fréquemment ces associations morbides dans les hôpitaux d'enfants, où les petits malades sont soi-

gnés dans des salles où la coqueluche règne en
permanence.

Quoi qu'on en ait dit, il n'existe pas non plus
d'affinité plus ou moins mystérieuse entre la coqueluche et la rougeole. L'association des deux maladies est fréquente dans les hôpitaux d'enfants,
mais elle n'est due qu'à la facilité avec laquelle
peut s'opérer la double contagion.

De l'immunité contre la coqueluche. — On ne
connaît qu'une seule cause certaine d'immunité
contre la coqueluche : c'est une atteinte antérieure
de la maladie. Sur ce point, l'accord est complet.
Une coqueluche antérieure préserve presque absolument de toute nouvelle atteinte. L'immunité
conférée par une coqueluche antérieure est même
plus puissante que l'immunité conférée par la rougeole, la scarlatine, la variole et la fièvre typhoïde
contre une récidive de ces maladies.

Les récidives de coqueluche sont tout à fait exceptionnelles. Beaucoup de médecins ayant passé de
longues années dans les hôpitaux d'enfants et ayant
pratiqué toute leur vie la médecine infantile (Rilliet
et Barthez, Bergeron, par exemple) déclarent
n'en avoir jamais observé. Plus heureux, H. Roger
dit en avoir observé 5 cas, parfaitement authen-
tiques, et rappelle que West et Trousseau en ont
également observé, le premier un cas, le second
deux cas. Un cas de récidive de coqueluche a été

signalé récemment par notre collègue Le Gendre.
Ces exemples suffisent pour montrer que la
coqueluche peut récidiver. Toutefois, la récidive
est exceptionnelle ; une première atteinte donne
presque certainement l'immunité.

Abstraction faite de cette immunité donnée par
la coqueluche contre la coqueluche elle-même,
certains individus possèdent une immunité naturelle dont nous ne connaissons ni la nature ni les
causes. L'immunité naturelle contre la coqueluche n'est pas spéciale aux adultes, elle existe également dans l'enfance. Dans un travail de Budert
sur la prédisposition à la coqueluche, on voit, en
effet, que, dans un village près d'Haguenau, où
sévissait une épidémie de coqueluche, sur une
population de 418 enfants, 366 seulement ont eu
la coqueluche. Par conséquent, 52 *qui n'avaient
pas eu antérieurement la coqueluche* avaient une
immunité, au moins temporaire, contre la coqueluche. Les chiffres donnés par Budert montrent
que l'immunité est proportionnellement beaucoup
plus forte pour les enfants de dix à quatorze
ans. L'immunité temporaire est encore démontrée
par ce fait que certains individus vivant constamment dans un milieu où règne la coqueluche restent longtemps indemnes et ne contractent la maladie que plusieurs années après, s'ils s'exposent à
une nouvelle contagion.

De la propagation du contage. — De nombreuses observations faites pendant les épidémies de coqueluche il résulte que la contagion ne s'opère pas à distance. Le germe n'est pas entraîné au loin par l'air ambiant. Il n'est ni répandu par les eaux de boissons, ni propagé par les aliments. C'est presque toujours par contact direct avec un coquelucheux que la maladie se transmet. La durée du contact est, d'ailleurs, fort variable. Dans certains cas, on a vu des enfants prendre la coqueluche pour s'être trouvé seulement quelques minutes en présence d'un coquelucheux. Il n'est pas nécessaire que le contact soit intime ; il suffit qu'il y ait voisinage immédiat d'un coquelucheux. Le fait suivant le démontre : une dame, assise dans un jardin public, surveille son enfant âgé de trois ans, qui joue auprès d'elle. Survient une autre personne qui s'assied à quelques mètres de la première et fait placer à côté d'elle une petite fille qui l'accompagne. Au bout de quelques minutes, cette enfant est prise d'une quinte de toux convulsive. Effrayée et redoutant justement la coqueluche, la première maman se sauve promptement avec son enfant, qui était resté éloigné de plusieurs mètres de la petite tousseuse. Malgré cette fuite prudente, quinze jours plus tard l'enfant était atteint d'une coqueluche absolument caractéristique.

Voici encore un fait où la contagion s'est opérée

dans un laps de temps fort court : une dame habitait aux environs de Paris, avec ses deux enfants, âgés l'un de quatre ans, l'autre de trois mois, une propriété séparée d'un jardin voisin par une haie ; le lendemain de son arrivée, cette dame, se promenant dans le jardin avec ses deux enfants, entendit de l'autre côté de la haie un enfant tousser par quintes ; elle fit rentrer ses enfants en toute hâte et les empêcha de retourner, les jours suivants, dans le jardin. Les deux enfants eurent néanmoins la coqueluche, qui se déclara quelques jours plus tard.

Dans ces deux cas, il a suffi de quelques minutes pour que la contagion ait pu s'effectuer. Parfois, il semble nécessaire qu'il y ait des contacts répétés. On voit, en effet, des enfants, vivant constamment avec d'autres enfants atteints de coqueluche, n'être frappés qu'au bout de plusieurs semaines (H. Roger).

L'observation montre que la coqueluche peut être transmise par des enfants malades à plusieurs mètres de distance. On peut en conclure que c'est l'air expiré, particulièrement l'air expiré après la quinte et entraînant avec lui les particules solides de l'expectoration, qu'il faut considérer comme le véhicule du contage.

Tout porte à croire que le germe animé de la coqueluche réside dans les sécrétions qui accompagnent la quinte. On comprend alors que ce germe, facilement entraîné pendant les secousses de la toux quinteuse, puisse aller porter la contagion à une certaine distance. Les crachats des coquelucheux doivent donc être tenus pour dangereux et soigneusement désinfectés.

Le germe de la coqueluche, contenu dans l'expectoration et chassé par l'air expiré pendant la quinte, peut s'attacher aux vêtements des personnes qui ont été en contact avec les coquelucheux, aux vêtements des médecins en particulier. Il peut être ainsi transporté à distance. Dans un fait emprunté à la pratique de H. Roger, un enfant atteint de fièvre typhoïde depuis trois semaines, et par conséquent tenu à la chambre, eut, au bout de plusieurs semaines, une coqueluche qui lui fut vraisemblablement apportée par son médecin.

A plus forte raison, les appartements habités par les coquelucheux doivent être considérés dangereux et interdits aux enfants bien portants.

La contagiosité de la coqueluche varie aux différentes périodes de la maladie. Elle est nulle ou peu marquée à la première période. Elle a son maximum d'intensité pendant la deuxième période, au moment des quintes caractéristiques. La maladie est-elle encore contagieuse à la troisième période? Pour certains auteurs, pour Hoensler en particulier, ce serait à cette période qu'elle aurait son maximum de virulence. Cette opinion n'est généralement pas admise; on admet qu'une fois les quintes disparues, la contagiosité de la coqueluche n'est plus à redouter dans la grande majorité des cas. La coqueluche peut cependant encore être contagieuse à la troisième période. Des exemples le démontrent d'une manière certaine. Témoin le fait suivant : dans une famille où un enfant de six ans était malade de la coqueluche, un autre enfant, âgé de onze à douze ans, placé dans un collège des environs de Paris, fut tenu à l'écart de la maison familiale pendant près de quatre mois. Au bout de ce temps, comme le petit coquelucheux était presque complètement guéri et n'avait plus qu'une toux insignifiante (les quintes n'existaient pour ainsi dire plus), le collégien fut autorisé à venir passer un dimanche dans sa famille. L'appartement avait été désinfecté avec soin. Malgré ces précautions, le collégien contracta la coqueluche, bien qu'au dire des parents il fût resté peu de temps en présence de son frère convalescent et que, pendant leur entrevue, le petit convalescent n'ait eu aucune quinte.

Du contage de la coqueluche. — La contagiosité si évidente de la coqueluche a fait soupçonner depuis longtemps que son contage devait être un parasite vivant, probablement contenu dans l'air expiré par les malades et dans les produits expectorés. Linné, puis Rosen de Rosenstein ont admis les premiers la nature parasitaire de la coqueluche, mais sans pouvoir donner de preuves à l'appui de leur opinion. En 1867, Poulet, ayant trouvé des infusoires dans l'air expiré par des enfants atteints de coqueluche, crut avoir découvert le parasite de cette maladie. En raison de l'époque où furent faites les recherches de Poulet, et en l'absence de toute notion bactériologique précise, il est permis de supposer que les micro-organismes qu'il décrivit comme spéciaux à la coqueluche faisaient partie des germes qu'on rencontre en si grand nombre dans l'organisme et particulièrement dans la cavité buccale. Quelques années après la communication de Poulet, Letzerich, dont on retrouve les recherches dans l'étiologie de toutes les maladies infectieuses, pensa également avoir mis en évidence le germe contage de la coqueluche dans les produits de l'expectoration. Il décrivit les parasites de la coqueluche comme des micrococci formant les flocons blanchâtres, visibles dans les produits expectorés. Letzerich cultiva ces germes sur de l'eau sucrée et les vit se développer et former un mycélium muni de spores.

D'après Letzerich, ces parasites de la coqueluche se développeraient sur les amygdales, dans la gorge et dans la partie supérieure du larynx.

Ces recherches n'ont guère qu'un intérêt historique, en raison de la défectuosité des procédés employés par les auteurs qui se sont occupés de bactériologie avant les découvertes de Pasteur.

Les recherches microbiennes contemporaines sur la coqueluche, quoique tentées à différentes reprises, n'ont pas encore donné de résultats certains. Parmi les auteurs qui se sont occupés de ces recherches, nous citerons Bürger, qui dit avoir trouvé dans les crachats des coquelucheux un microbe spécial qu'il n'aurait jamais trouvé dans d'autres circonstances. Ce microbe se trouverait dans tous les cas de coqueluche et son abondance serait en rapport avec l'intensité de la maladie.

D'après Bürger, ce microbe se trouve spécialement dans les petites masses floconneuses qu'on voit dans les crachats. Il se présente sous la forme de bâtonnets droits ayant une longueur double de leur largeur. Un étranglement situé à la partie moyenne du bacille lui donne une forme en biscuit. Bürger a pu colorer ce microbe par la méthode employée par R. Koch, pour la préparation du bacille de la tuberculose.

Les caractères du microbe décrit par Bürger sont peu significatifs. Comme, d'autre part, il n'a été ni cultivé, ni inoculé, on peut conserver des doutes sur ses rapports exacts avec la coqueluche.

Les recherches d'Afanassiew, contrôlées et vérifiées par Wendt, ont plus de valeur. Si les résultats annoncés par Afanassiew sont contrôlés, il y a de grandes probabilités pour que cet auteur ait vu le véritable microbe de la coqueluche. C'est encore dans le liquide expectoré après les quintes qu'Afanassiew a découvert le microbe qu'il décrit. Il dit l'avoir trouvé dans tous les cas de coqueluche où il a eu l'occasion de faire des recherches.

Le microbe d'Afanassiew est une bactérie d'une longueur de 0μ 6 à 2μ 2.

Par culture sur la gélatine, ce microbe se développe sous formes de petites colonies, de couleur jaune brunâtre, de forme arrondie ou ovalaire. Ces colonies ne liquéfient pas la gélatine. Sur l'agar-agar, les colonies ont une coloration gris blanchâtre.

C'est sur la pomme de terre que ce microbe se développe le plus facilement et le plus rapidement. Il y forme d'abord une couche épaisse, de couleur jaunâtre. Bientôt cette couche prend une couleur brune; au bout de peu de temps, toute la surface de section de la pomme de terre est envahie par les colonies.

Afanassiew a tenté l'inoculation de ce microbe et est arrivé à des résultats positifs après inoculation des cultures dans la trachée et dans les poumons de jeunes chiens et de jeunes chats. Il aurait ainsi déterminé des accès de toux coqueluchoïde, bientôt accompagnés de bronchite ou de broncho-pneumonie.

Les travaux d'Afanassiew ont été confirmés par Wendt dans une revue bactériologique sur la coqueluche. Wendt dit, en effet, avoir recherché la bacille d'Afanassiew dans tous les cas de coqueluche qu'il a eu à observer, et l'avoir constamment rencontré. Il ne l'a trouvé que pendant la période des quintes et jamais avant leur apparition, pendant la première période.

Dans une récente communication à la Société de médecine de Berlin (1), Ritter décrit un autre microbe comme spécifique de la coqueluche. Il l'a trouvé, chez deux enfants atteints de coqueluche, renfermé dans des corpuscules blanchâtres, mélangés aux mucosités expectorées. Le microbe isolé par Ritter est extrêmement petit. Il se présente sous forme de diplocoque, dont les cocci isolés sont arrondis avec un léger aplatissement à leur centre.

Le microbe de Ritter est aérobie. Il se développe facilement entre 36 et 38°. Il ne cultive pas au-dessous de 30° ni au-dessus de 42°. Les cocci isolés prennent toutes les dispositions

____

(1) Société de médecine de Berlin, séance du 2 novembre 1892. *Semaine médicale* du 9 novembre 1892.

possibles (amas, chaînettes droites ou courbes).

Ritter a inoculé ce microbe à deux chiens : un de ces animaux succomba à une pneumonie; l'autre survécut. L'inoculation du microbe dans la trachée de ces animaux détermina chez eux une toux semblable à celle de la coqueluche.

DESCRIPTION GÉNÉRALE
DE LA COQUELUCHE

La coqueluche débute ordinairement comme la bronchite simple. Pendant une période, qu'on peut évaluer à une ou deux semaines, les enfants présentent les signes d'un rhume ordinaire. Au bout de ce temps, surviennent les quintes caractéristiques, qui augmentent de nombre et d'intensité pendant quelques jours. A ce moment, la coqueluche, arrivée à son complet épanouissement, est nettement caractérisée par les quintes et par les phénomènes qui les accompagnent. Cet état persiste généralement pendant plusieurs semaines ; puis il survient une détente, non pas brusque, mais progressive. Les quintes diminuent de nombre ; elles s'espacent de plus en plus et finissent par disparaître après un temps variable. Quand elles cessent de se faire entendre, la guérison peut être considérée comme définitive.

La coqueluche qui procède ainsi est la coqueluche régulière, classique. Cette marche de la maladie correspond à la grande majorité des cas. Aussi la prend-on généralement pour base de la description de la maladie, qui se trouve ainsi divisée en trois périodes. Nous nous conformerons à cette division, qui a le mérite de fournir d'utiles indications au point de vue du pronostic à porter et du traitement à instituer.

La première période est la *période de début*. On l'appelle encore *période catarrhale*. Pendant cette période, les phénomènes de catarrhe existent seuls. Le tableau clinique est celui de la bronchite vulgaire.

La deuxième période est la *période d'état*, ou *période spasmodique*. Elle commence avec les quintes et dure jusqu'à ce que les quintes aient notablement diminué de fréquence. Cette période est la période dangereuse de la coqueluche. C'est alors que peuvent apparaître les complications redoutables, qui font la gravité de la maladie.

La troisième période est la *période de déclin*. Elle débute quand les quintes ont diminué de nombre et d'intensité ; elle dure jusqu'à leur entière disparition.

Incubation. — La coqueluche, comme toutes les maladies infectieuses, est précédée par une période d'incubation.

La période d'incubation de la coqueluche s'étend depuis le moment où la maladie a été contractée jusqu'à l'apparition des premiers symptômes qui marquent le début de la période catarrhale. Sa durée est difficile à préciser, car les phénomènes du début de la coqueluche sont le plus souvent mal caractérisés et difficiles à rapporter à leur véritable origine. A l'hôpital, la durée de la période d'incubation est à peu près impossible à vérifier. Dans la pratique de la ville, quand les parents, mis en éveil par la possibilité d'une contamination antérieure, surveillent attentivement leurs enfants, il est parfois possible d'avoir des renseignements assez précis. Dans deux cas, nous avons pu fixer à huit ou neuf jours la durée de l'incubation. Dans le premier cas, il s'agissait d'un enfant qui s'était trouvé, dans une voiture publique, auprès d'un autre enfant atteint de coqueluche. La mère avait reconnu la nature de la toux quinteuse de l'enfant atteint de coqueluche et s'était hâtée de descendre de la voiture avec son enfant. Néanmoins, l'enfant fut pris de bronchite huit jours après et eut ultérieurement des quintes de coqueluche.

Dans l'autre cas, la coqueluche débuta, neuf jours après la contamination, par du rhume et par de la fièvre.

Quelques observations rapportées par H. Roger

sont en accord avec les deux faits que nous rapportons au point de vue de la durée de l'incubation. Elles montrent également que, quand la coqueluche est contractée à la même origine par deux enfants d'une même famille, il peut y avoir un écart de vingt-quatre à quarante-huit heures dans l'apparition des phénomènes du début (Obs. XXVIII du livre de Roger).

Les chiffres qui fixent à huit ou neuf jours le décès de la période d'incubation sont supérieurs aux chiffres indiqués par quelques auteurs. Pour Guersant, la période d'incubation serait de cinq à six jours; pour Oppolzer, de sept jours; pour Gerhardt, de deux à sept jours. Ces chiffres variables s'expliquent aisément, car, en pareille matière, il est difficile d'arriver à une précision absolue. On peut cependant fixer, approximativement, à une semaine la durée de la période d'incubation.

Il n'y a pas lieu de tenir compte de la durée de l'incubation au point de vue de la gravité de la maladie. Une coqueluche légère peut avoir une incubation fort courte; inversement, une coqueluche grave peut apparaître après une période d'incubation prolongée.

Pendant la période d'incubation, l'enfant ne présente aucun phénomène anormal. La santé est parfaite. Rien ne permet de prévoir l'invasion de la maladie.

PÉRIODE DE DÉBUT, PÉRIODE CATARRHALE

Après une période d'incubation, dont nous pouvons fixer approximativement la durée à une semaine, la coqueluche débute.

Son début peut se faire de plusieurs manières.

Le début le plus ordinaire, celui qui répond à la grande majorité des cas, a lieu par des phénomènes de bronchite. L'enfant commence à tousser, d'une toux qui, à ce moment, ne présente rien de caractéristique ; il paraît atteint d'un rhume, qu'il est le plus souvent impossible d'attribuer à un refroidissement. A l'examen physique de la poitrine, on constate quelques sibilances et quelques ronchus sonores en rapport avec la bronchite. Les phénomènes généraux n'ont rien de spécial. L'enfant perd son appétit ; il est agité, nerveux comme dans toute indisposition. La température du corps est variable ; parfois, elle est assez élevée ; dès le début, le thermomètre peut marquer 39° et plus, surtout le soir et pendant plusieurs jours. D'autres fois, la température est

un peu plus élevée que normalement, mais sans
dépasser 38° et quelques dixièmes. Dans quelques
cas, la fièvre peut manquer complètement à cette
période.

Dans un cas où une contamination antérieure faisait prévoir le développement de la
coqueluche, le début eut lieu par de la bronchite,
sans aucune élévation de la température. La
température, prise plusieurs fois par jour, par des
parents anxieux et redoutant la coqueluche, resta
normale pendant les premiers jours. Elle ne com-
mença à s'élever qu'à partir du cinquième ou
sixième jour.

Quand la coqueluche débute ainsi, les symptômes observés à cette période font penser à un
rhume ordinaire. Ce n'est que plus tard, au bout
de plusieurs jours, que la toux subit des modifications qui peuvent donner l'éveil.

Dans un autre mode de début, beaucoup plus
rare d'ailleurs et encore moins significatif, ce sont
des symptômes de coryza et d'enchifrènement
qui sont les premiers en date. L'enfant a de fréquents accès d'éternuement, du larmoiement et
du gonflement des paupières. La muqueuse nasale
sécrète abondamment. On croit assister au début
d'un simple catarrhe nasal; mais, au bout de quelques jours, le catarrhe progresse et l'enfant se met
à tousser. Les phénomènes généraux sont aussi

peu importants que dans le mode de début étudié
antérieurement.

Comme mode de début très rare, nous signale-
rons le début par une attaque de laryngite striduleuse, observé par Rilliet et Barthez.

Le début par la laryngite striduleuse est aussi
peu significatif que les autres, car toutes ou presque toutes les maladies de l'enfance s'accompagnant de congestion laryngée peuvent commencer
par une attaque de faux croup. La seule condition
nécessaire pour la production de ce syndrome
paraît être l'existence d'un certain degré d'œ-
dème tantôt de la glotte, tantôt, et peut-être le
plus souvent, d'un œdème suraigu de la luette
et des piliers du voile. Quand la laryngite striduleuse marque le début de la coqueluche, elle est
suivie rapidement du développement des phénomènes ordinaires de catarrhe laryngé et bronchique.

D'après quelques auteurs, la période catarrhale
peut manquer complètement. La coqueluche débute alors par les quintes caractéristiques. Rilliet
et Barthez déclarent avoir pu s'assurer par eux-
mêmes que la coqueluche a débuté parfois de cette
manière. Trousseau, dans une épidémie observée
sur des enfants de moins d'un an, a vu la période catarrhale manquer deux fois sur quinze
cas. West a entendu également la toux quinteuse
dès le début. L'absence de la période catarrhale et

le début par les quintes n'ont jamais été observés par H. Roger. Inversement, la période catarrhale peut avoir une durée anormalement prolongée. Dans quelques cas, elle dure plusieurs semaines, avant l'apparition des quintes.

Quel qu'ait été le mode de début, la coqueluche ne se manifeste, pendant quelques jours, que par des phénomènes de catarrhe, le plus souvent bronchique, quelquefois laryngé ou nasal. L'enfant paraît légèrement atteint; les phénomènes généraux qu'il présente sont souvent ceux qu'on observe dans un rhume ordinaire. La température est normale ou seulement supérieure de quelques dixièmes de degré à la température normale.

Cet état se prolonge pendant quelques jours, sans qu'il soit possible à ce moment (sauf s'il y a eu contagion antérieure) de penser au développement de la coqueluche.

A la fin de cette période, quelques signes peuvent mettre sur la voie du diagnostic. Tout d'abord, le catarrhe du début, au lieu de marcher vers la guérison, malgré le séjour à la chambre et malgré un traitement approprié, augmente d'intensité. La toux devient de plus en plus fréquente, sans que l'auscultation fasse constater une aggravation des signes notés au commencement de la maladie.

En même temps que le rhume paraît progresser,

l'état général, à peine troublé au début, se modifie sensiblement. L'agitation et la maussaderie de l'enfant augmentent de jour en jour. Le sommeil est moins calme. Il y a des réveils fréquents, provoqués par la toux. L'appétit disparaît. La fièvre, d'abord à peine marquée, devient assez forte le soir. Le pouls est plus rapide.

La toux se transforme et devient souvent très fréquente. Elle se manifeste par des secousses expiratoires répétées, survenant coup sur coup. Plusieurs secousses de toux (parfois huit, dix et plus) se succèdent sans intervalle. Les modifications de la toux sont souvent plus appréciables pendant la nuit. Elles déterminent déjà de l'anxiété et de la gêne respiratoire momentanée. Ce n'est pas encore la quinte avec le sifflement et les reprises ; mais une observation attentive permet d'en saisir les premiers indices, l'ébauche pour ainsi dire. Le caractère de cette toux, qui rappelle la toux provoquée par la présence d'un corps étranger dans les voies aériennes, fixe l'attention et fait redouter l'invasion de la coqueluche. Quelquefois, la toux est incessante et ne laisse aucun repos au malade. H. Roger insiste beaucoup sur ce caractère de la toux ; il y voit une bonne indication du passage de la première à la deuxième période.

La toux n'est pas seulement modifiée dans ses caractères de timbre et de rythme. Elle devient plus grasse. Elle s'accompagne du rejet de quelques mucosités plus ou moins adhérentes. Il n'est pas rare que ces mucosités soient déjà visqueuses et restent collées aux lèvres et aux narines. Déjà, le sifflement inspiratoire peut être perçu dans quelques accès de toux.

Ces modifications de la toux annoncent la fin de la première période. Elles s'accentuent de jour en jour. Puis, la quinte apparaît avec ses phénomènes ordinaires ; alors commence la deuxième période et la coqueluche se trouve constituée avec tout son appareil symptomatique.

La durée de la première période, appréciée depuis son début jusqu'à l'apparition de la première quinte, est assez courte. Elle varie généralement entre une et deux semaines, variant légèrement suivant les épidémies et suivant les sujets. D'après Rilliet et Barthez, la durée de cette période oscillerait entre quatre et dix jours. Certains auteurs l'ont vue parfois se prolonger d'une façon anormale. Lombard (de Genève) l'a vue durer d'un mois à six semaines, pendant l'épidémie de 1833.

On a remarqué que cette période était d'autant plus courte que le sujet était plus jeune. Chez les enfants à la mamelle, les quintes peuvent apparaître deux ou trois jours après les premiers symptômes qui ont marqué le début de la maladie,

Suivant West, il y a lieu de tenir compte de la durée de cette période pour apprécier le pronostic à porter sur la maladie. La coqueluche serait d'autant plus grave que la première période aurait une durée plus prolongée. L'opinion de West est en contradiction formelle avec ce qu'on observe dans la coqueluche des nouveau-nés. Chez ces enfants, la durée de la première période est le plus souvent fort courte, bien que, chez eux, la coqueluche soit particulièrement grave.

DEUXIEME PÉRIODE

(PÉRIODE SPASMODIQUE)

La deuxième période de la coqueluche est la plus importante de la maladie. Elle commence avec les quintes qui la caractérisent essentiellement et lui ont fait donner le nom de période spasmodique. Jusqu'à l'apparition des quintes, le diagnostic est impossible et la coqueluche peut être confondue avec un grand nombre d'affections des voies respiratoires. Quand elles existent, le doute n'est plus possible pour un observateur exercé. Elles assurent le diagnostic de la coqueluche.

Les quintes ne constituent pas seulement l'élément le plus important du diagnostic. Le pronostic de la coqueluche dépend encore en grande partie de leur nombre et de leur intensité. Il est donc de la plus grande importance de bien connaître la quinte et les caractères qui permettent de la diagnostiquer.

Quand on observe un enfant ayant une quinte de coqueluche (en pareil cas, une seule observation faite attentivement vaut mieux que toute description), voici ce qu'on constate :

Soit sans cause appréciable et au milieu d'une apparente tranquillité, soit à la suite d'une des causes provocatrices que nous indiquerons plus loin, l'enfant est pris brusquement d'une série d'expirations convulsives, généralement bruyantes ; cinq, dix, quinze, vingt fois de suite, les secousses expiratoires se succèdent, imprimant au thorax et souvent à tout le corps un violent ébranlement. Pendant cette phase expiratoire de la quinte, la face est rouge et congestionnée. La bouche, largement ouverte, donne passage à la langue, qui frotte violemment contre les arcades dentaires. L'inspiration est arrêtée pendant toute la durée de ces expirations convulsives. Aussi l'hématose est momentanément suspendue ; et, si les secousses sont très répétées, on voit le visage bleuir et la face se congestionner ; l'asphyxie paraît menaçante. Puis, brusquement, il se fait une grande inspiration qui interrompt pendant un instant les secousses expiratoires. Comme, à ce moment, il existe un spasme violent de la glotte, l'air pénétrant dans la poitrine à travers les lèvres resserrées de la glotte y produit un bruit très particulier. L'inspiration brusque est donc bruyante. Le bruit qui l'accompagne a été comparé tantôt à un sifflement, tantôt, plus justement, au gloussement d'une poule, ce qui a fait dire à H. Roger que l'inspiration était *houppante*. Son bruit s'imite assez bien en aspirant fortement une grande quantité d'air et en contractant simultanément le voile du palais. Une fois l'inspiration bruyante effectuée, la quinte n'est pas terminée. Elle reprend sous forme de secousses expiratoires nouvelles, bientôt interrompues par une deuxième inspiration bruyante. La quinte se poursuit ainsi pendant plusieurs *reprises*, nom qui a été donné aux inspirations bruyantes. Une quinte de coqueluche peut ne comprendre qu'une seule reprise. C'est l'exception ; presque toujours, on en compte plusieurs (quatre, cinq et même davantage).

Si les reprises se prolongent outre mesure, la situation peut devenir menaçante, car l'asphyxie, conjurée un instant par la brusque entrée de l'air dans la poitrine, reparaît, pendant les expirations convulsives, plus redoutable après chaque reprise. On voit alors les enfants éperdus, se précipiter dans les bras de leur mère, dans l'espoir d'y trouver un soulagement à leurs souffrances. Les plus âgés vont instinctivement appuyer la tête contre un mur ou contre un meuble. Ils tendent les bras en avant et s'accrochent aux objets à leur portée, autant pour éviter l'ébranlement occasionné par la quinte que pour donner un point d'appui aux leviers formés par les muscles expiratoires accessoires. Ces efforts ne suffisent pas à combattre les progrès de l'asphyxie, dont les signes sont faciles à reconnaître dans toute quinte un peu prolongée : la face bleuit, les paupières se tuméfient, les conjonctives sont injectées de sang, les yeux se remplissent de larmes, les veines du cou se gonflent. Pendant ce temps, le pouls est extrêmement fréquent, le cœur accélérant ses battements, pour lancer dans les poumons le sang qui n'y trouve plus les éléments nécessaires à son oxygénation.

Quand la quinte se prolonge, elle entraîne des dangers immédiats, qui se réalisent malheureusement chez un certain nombre de malades. Dans l'immense majorité des cas, elle cesse cependant au moment le plus dramatique. Sa fin coïncide avec un phénomène très important, qui consiste dans une expectoration de nature spéciale. La quinte paraît,

en effet, avoir pour but l'expulsion de certaines
matières sécrétées. Ces matières épaisses et adhérentes sont entraînées avec lenteur par les secousses expiratoires. A la fin de la quinte, on les voit
adhérentes au voile du palais et à la face postérieure du pharynx; par un dernier effort, elles
sont enfin rejetées par la bouche et par les narines
dans un dernier accès de toux. Le rejet de ces
matières se fait en une fois ou en plusieurs fois ;
il est toujours difficile, car les matières visqueuses sont plutôt poussées par les efforts successifs qu'entraînées mécaniquement. Arrivées aux
lèvres, elles y restent souvent adhérentes et n'en
sont détachées que par les doigts de l'enfant ou par
l'aide des parents. Quand les matières expectorées
sont accompagnées d'une hypersécrétion salivaire
abondante (cas assez fréquent), le détachement se
fait plus facilement. Elles sont alors ordinairement
vomies et rejetées dans un accès de toux terminal.

L'expectoration qui met fin à la quinte est
un phénomène fort important dans l'espèce. La
rareté de l'expectoration dans l'enfance lui donne
une importance telle, que toutes les fois qu'on
apprendra qu'une toux de l'enfance s'accompagne
de l'expulsion de crachats abondants, il faudra
soupçonner la coqueluche.

L'expectoration de la coqueluche a certains
caractères qu'il est nécessaire de bien connaître.

Elle est formée de *glaires* blanchâtres et visqueuses, comparables à du blanc d'œuf quand la
coqueluche ne s'accompagne pas de bronchite.
S'il y a bronchite concomitante, l'expectoration
est formée d'un mélange de glaires et de mucosités verdâtres. Parfois, ces mucosités forment des
pelotons et prennent l'aspect des crachats mum-
mulaires qu'on observe dans la tuberculose
pulmonaire arrivée à la troisième période (H. Roger).

Examinées au microscope, les glaires de la
coqueluche présentent quelques rares globules
blancs et des cellules de l'épithélium pulmonaire.
C'est dans les matières expectorées à la fin de la
quinte qu'Afanassiew a trouvé les microbes qu'il
considère comme pathogènes de la coqueluche.
Ces microbes n'y sont pas en culture pure ; ils
sont mélangés aux microbes qui habitent normalement le pharynx et la bouche.

Il arrive fréquemment que les produits expectorés
sont mélangés à des aliments ou à des débris
d'aliments, la quinte de coqueluche ayant pour
effet ordinaire de provoquer le *vomissement*.

Le vomissement de la quinte est d'origine mécanique. Causé par les secousses de la toux, il est
comparable aux vomissements observés chez les
tuberculeux, qui ont une toux violente après les
repas. Le vomissement qui suit la quinte est assez

fréquent pour qu'on l'ait considéré comme un de ses éléments essentiels, au même titre que l'expulsion des glaires visqueuses.

En résumé, la quinte est formée de trois éléments principaux :

1° Des expirations convulsives plus ou moins répétées (phase expiratoire) ;

2° Une ou plusieurs inspirations bruyantes, interrompant les expirations convulsives (phase inspiratoire) ;

3° Une expulsion de glaires et de mucosités, s'accompagnant souvent de vomissements d'aliments (phase excrétoire).

Telle est la quinte de coqueluche, dégagée de tout élément étranger. Sa description serait incomplète, si on ne mentionnait l'état d'anxiété de l'enfant impuissant à régler sa respiration, luttant pour rétablir l'équilibre de ses forces vitales et, néanmoins, menacé d'asphyxie imminente.

Il est fréquent, en outre, de voir la quinte s'accompagner d'un certain nombre d'accidents mécaniques, tels que des hémorrhagies par les narines, par la bouche, par le conduit auditif, des hernies déterminées par la violence de la toux, le prolapsus de la muqueuse du rectum, qui reconnaît la même cause, etc., etc.

La durée des quintes de coqueluche est subordonnée au nombre des reprises. Généralement, elle est assez courte et varie entre un quart de minute et une ou deux minutes. Exceptionnellement, la durée peut être plus longue.

On a cité des observations où la quinte avait duré un quart d'heure (Rilliet et Barthez). En pareil cas, il y a toujours plusieurs accès. Il s'agit vraisemblablement de quintes subintrantes.

La quinte terminée par l'expulsion des mucosités et des glaires, la scène change complètement. L'enfant, qui était tout à l'heure en proie à l'agitation la plus vive, revient rapidement à son état normal. Ses craintes s'évanouissent. Ses larmes se sèchent. Le rire reparaît sur ses lèvres. S'il était endormi et s'il a été réveillé par la quinte, il se rendort avec tranquillité. S'il était éveillé, il reprend ses jeux ou ses occupations, brusquement interrompus. Souvent, l'enfant qui a vomi éprouve le besoin de s'alimenter et demande à manger. A la crise succède un état de bien-être et de calme complet, qui dure jusqu'à l'apparition de la prochaine quinte. La coqueluche procède ainsi par accès. Pendant l'intervalle des accès constitués par les quintes, la santé paraît normale, s'il n'existe pas de complication.

Le nombre des quintes varie suivant la gravité de la coqueluche ; dans les cas moyens, on en compte une vingtaine dans les vingt-quatre heures. Ce nombre est celui de la coqueluche de moyenne intensité. Le chiffre des quintes est moins considérable dans les coqueluches légères. Dans les coqueluches graves, on peut en compter jusqu'à soixante, quatre-vingts et plus dans les vingt-quatre heures.

Tantôt les quintes s'espacent assez régulièrement, tantôt elles prédominent à telle ou telle période du nyctemère. Pour la plupart des auteurs, elles seraient plus fréquentes pendant la nuit. H. Roger, qui admet qu'elles sont favorisées par les mouvements, en conclut qu'elles sont plus fréquentes pendant la journée.

Les quintes surviennent souvent sans cause provocatrice appréciable. Telles sont les quintes qui surviennent pendant la nuit, quand l'enfant est profondément endormi. Aucune cause extérieure ne peut alors expliquer l'apparition de la crise. En pareil cas, la quinte est précédée d'une courte période d'agitation, pendant laquelle l'enfant se retourne dans son lit à différentes reprises. Sa respiration s'accélère; puis brusquement il est réveillé en sursaut par la toux. Son premier mouvement est de se lever et de prendre la position assise, qu'il garde jusqu'à ce que la terminaison de la quinte lui permette de reprendre son sommeil interrompu. Quand les quintes surviennent pendant la veille, elles peuvent être provoquées par des circonstances accessoires dont il importe de bien connaître la nature afin d'en éviter le retour et de prévenir la trop grande répétition des accès. Les conditions accessoires qui amènent la production des quintes sont presque toutes des excitations du système nerveux, si facilement impressionnable dans l'enfance. C'est ainsi que les quintes surviennent aisément après une contrariété ou une émotion quelconque (triste ou joyeuse).

Parfois, une excitation des organes des sens, telle qu'un bruit violent, une odeur forte (celle de la fumée de tabac, par exemple), suffit pour causer une quinte. Les efforts faits par l'enfant, la marche contre le vent, la course, les jeux peuvent également provoquer la crise. Pour Henke, la déglutition en serait une cause assez fréquente (ce qui expliquerait la survenue ordinaire pendant les repas). La réplétion de l'estomac peut jouer le même rôle.

L'audition d'une quinte de coqueluche a parfois pour effet de provoquer immédiatement une quinte chez d'autres coquelucheux. Les quintes ainsi provoquées sont assez fréquentes dans les hôpitaux d'enfants, où il n'est pas rare de voir une quinte de coqueluche suivie de quintes semblables chez d'autres petits malades. Les médecins d'hôpitaux d'enfants connaissent ces quintes simultanées, qui gênent les visites, qu'elles troublent par leur bruit assourdissant.

Survenue sans cause appréciable ou provoquée par une circonstance extérieure, la quinte est généralement précédée de sensations anormales, dont peuvent rendre compte les enfants d'un certain âge. Le plus souvent, elle est annoncée par un chatouillement dans le larynx et dans la trachée artère. Quelquefois, elle est précédée par une sensation de barre et de constriction thoracique ou par de la dyspnée survenant brusquement et s'accompagnant d'une grande accélération des mouvements respiratoires. L'enfant connaît bien ces sensations, pour les avoir déjà éprouvées. Averti par elles et prévenu de l'apparition imminente de la quinte, il quitte ses jeux ou ses occupations; il s'immobilise et *médite sa quinte*, comme on a dit. Si on l'interroge à ce moment, il répond avec peine aux questions qu'on lui adresse. Si on l'observe, on voit que ses mouvements respiratoires sont accélérés; on perçoit parfois à distance des râles sonores rétro-sternaux, qui correspondent à la mise en mouvement des mucosités, dont l'expulsion est le but de l'accès. Cette période de préparation de la quinte dure à peine quelques secondes; elle cesse quand éclate la toux caractéristique. Ces phénomènes précurseurs ne sont guère appréciables que chez les enfants en âge de rendre compte de ce qu'ils éprouvent. Dans la première enfance, les quintes paraissent survenir soudainement et, le plus souvent, sans phénomène prémonitoire.

Formes anormales de la quinte. — La quinte de coqueluche telle que nous l'avons décrite, caractérisée par trois phénomènes essentiels : la *toux quinteuse*, l'*inspiration bruyante* et l'*expectoration*, est la quinte classique, telle qu'on l'observe le plus ordinairement. Parfois, elle s'accompagne de quelques autres signes surajoutés, également d'ordre spasmodique. Un phénomène assez fréquent consiste dans des éternuements qui débutent avec la toux et l'accompagnent pendant une partie de sa durée. Ces éternuements coïncident généralement avec une abondante hypersécrétion de la muqueuse nasale et sont suivis du rejet, par les narines, de mucosités nasales, qui se mélangent aux mucosités venues de la gorge et des bronches. Avec cette hypersécrétion de la muqueuse pituitaire, il n'est pas rare de constater une augmentation de la sécrétion lacrymale.

Dans quelques cas exceptionnels, les accès d'éternuement peuvent constituer à eux seuls toute la quinte de coqueluche. Deux cas peuvent alors se présenter. Tantôt, les accès d'éternuement se montrent au début de la deuxième période et constituent, pendant un certain temps, le seul phénomène spasmodique appréciable. Les quintes de toux n'existent pas encore ; seuls, les accès d'éternuement se montrent à intervalles variables. Plus tard, la maladie poursuivant son évolution, la toux quinteuse apparaît et donne alors la véritable signification des accès d'éternuement. Ce fait très rare a été constaté deux fois par Trousseau.

Tantôt, la quinte peut faire complètement défaut et être remplacée, pendant toute la durée de la maladie, par des accès d'éternuement. Dans le même ordre d'idées, la quinte peut encore être remplacée soit par des crises de hoquet avec inspiration sifflante, soit par « des saccades paraissant exclusivement pharyngées, par de vrais coups de gorge (1) ». H. Roger, qui a signalé l'existence des crises de saccades pharyngées, dit les avoir vues dans de telles conditions d'observation et de milieu, qu'il était impossible de ne pas les considérer comme des quintes de coqueluche à forme larvée.

Effets de la quinte. — Après avoir étudié la quinte en elle-même, il nous faut indiquer ses conséquences immédiates sur l'état de l'enfant. L'effet capital de la quinte est l'interruption de la respiration normale. Pendant la série des secousses expiratoires qui se succèdent, l'inspiration ne se fait plus ; il y a suspension de la respiration et de l'hématose. Une conséquence immédiatement appréciable de cet état est l'asphyxie mena-

(1) H. Roger.

çante qui résulte de cet arrêt de la respiration. Les signes de l'asphyxie aiguë se manifestent rapidement. L'enfant souffre du manque d'air. Il met en jeu ses muscles inspiratoires accessoires pour obtenir une dilatation plus grande du thorax et faciliter l'entrée d'une petite quantité d'air nouveau. Dans ce but, il s'appuie instinctivement à tout ce qui l'entoure et peut lui offrir un point d'appui. Il étend les bras et cherche à accrocher ses mains à un meuble ou aux barreaux de son lit. Il s'efforce d'appuyer sa tête pour éviter les ébranlements douloureux communiqués par les secousses de toux. Malgré ces efforts instinctifs, la glotte, spasmodiquement fermée, ne permet pas l'entrée de l'air ; l'air respirable fait de plus en plus défaut et les signes de l'asphyxie apparaissent. La face devient turgescente et cyanosée ; les lèvres bleuissent ; les veines du cou sont gonflées par le sang, qui s'y arrête ou est refoulé de la poitrine. Le cœur droit se débarrasse incomplètement du sang veineux qu'il contient, et sa réplétion amène le reflux de sang dans les veines jugulaires. Pour surmonter ces obstacles à la circulation veineuse, le cœur bat tumultueusement et le pouls s'accélère notablement. Quand les secousses expiratoires se pressent et se multiplient, il semble que l'asphyxie va devenir irrémédiable et que l'enfant va succomber pendant cette crise terrible. Fort heureusement, une détente s'opère presque toujours, au moment du plus grand péril. L'inspiration se rétablit brusquement, produisant son bruit spécial. L'air se précipite dans la poitrine et le sang peut se charger d'oxygène. Cette détente momentanée permet à l'enfant de continuer la lutte contre l'asphyxie. Après chaque reprise, l'asphyxie redevient menaçante, plus menaçante encore qu'auparavant, car les inspirations n'ont pas été assez renouvelées pour que l'oxygénation ait été suffisante; aussi l'enfant finirait par succomber dans cette lutte, si la quinte ne prenait fin et ne laissait la respiration reprendre ses allures normales.

La difficulté de l'accès de l'air dans la poitrine a pour effet de produire la gêne de la circulation, accusée par le gonflement des veines du cou, par la stase capillaire dans les réseaux de la peau de la face et des muqueuses. La gêne de la circulation entraîne la bouffissure de la face, l'œdème et le gonflement des paupières. La bouffissure de la face est parfois momentanée et disparaît avec les quintes; elle persiste quand les quintes sont rapprochées et devient alors un signe révélateur de la coqueluche. La gêne circulatoire a encore pour conséquence de faciliter les ruptures vasculaires qui sont des accidents ordinaires de la coqueluche; elles se font dans les vaisseaux de la muqueuse nasale, dans ceux de la conjonctive ou de la membrane du tympan, déterminant chaque fois des hémorrhagies plus ou moins abondantes.

Les quintes reconnaissent encore, parmi leurs effets immédiats, quelques accidents mécaniques qui doivent être prévenus dans la mesure du possible, car ils peuvent être l'origine d'infirmités persistantes. L'effort qui les accompagne est souvent assez violent pour amener des hernies de l'intestin, qui se font par les orifices herniaires (hernies inguinale, crurale, ombilicale), etc.

La chute de la muqueuse du rectum et sa hernie à travers le sphincter anal peuvent également être observées pendant les quintes violentes.

Un accident moins grave, mais plus fréquent, est l'expulsion involontaire des urines et des matières fécales. Lorsque l'enfant n'est pas bien surveillé, cet accident, insignifiant en lui-même, peut amener de l'érythème des fesses. L'érythème est surtout à craindre chez les enfants qui ont de la diarrhée.

Examen stéthoscopique pendant la quinte. — L'examen de la poitrine est difficile pendant la quinte. Il donne d'ailleurs peu de renseignements utiles. La percussion est absolument normale. Si l'auscultation est pratiquée avant la quinte, elle permet assez souvent d'entendre quelques ronchus sonores ou humides. Ces ronchus sont parfois assez bruyants pour être entendus à distance, comme nous l'avons dit en étudiant les phénomènes précurseurs de la quinte. Ils font souvent défaut.

Pendant la durée de la quinte, l'auscultation est négative. L'air n'entre pas dans la poitrine ou y entre en quantité inappréciable. A l'auscultation, on note, avec l'absence à peu près complète du murmure vésiculaire, le retentissement de la toux ou le bruit inspiratoire transmis qui se produit au moment de la reprise. La quinte terminée, on entend de nouveau le murmure vésiculaire, le plus souvent accompagné, comme avant la crise, de râles humides en rapport avec la présence des mucosités. Quelquefois, les râles sont assez fins pour qu'on puisse affirmer qu'ils se produisent dans les petites bronches. Ces râles disparaissent rapidement.

Physiologie pathologique de la quinte. — Plusieurs théories ont été proposées pour expliquer par la physiologie les symptômes de la quinte de coqueluche. La plupart n'ont actuellement qu'un intérêt purement historique.

La théorie qui donne l'explication physiologique la plus satisfaisante des symptômes de la quinte est celle qui s'appuie sur les faits constatés dans la célèbre expérience de Rosenthal. M. Jaccoud a appliqué fort heureusement cette expérience à la pathogénie de la quinte.

On connaît les faits mis en évidence par l'expérience de Rosenthal. Après section expérimentale du pneumogastrique au-dessous de l'origine du nerf laryngé supérieur, l'excitation centripète de la branche interne du nerf laryngé supérieur détermine, par action réflexe sur le bulbe et le nerf pneumogastrique lui-même, le relâchement du diaphragme, l'occlusion à peu près complète de la glotte et la convulsion expiratoire.

Il est impossible de ne pas être frappé des analogies que présente cette expérience physiologique avec la quinte de coqueluche, dans laquelle on constate à un haut degré le spasme glottique et les spasmes expiratoires.

En fait, il semble bien que la quinte a pour cause une irritation du nerf laryngé supérieur ou des filets trachéo-bronchiques du nerf pneumogastrique, dont l'excitation aurait les mêmes effets, suivant M. Jaccoud.

De quelle nature est cette irritation du nerf laryngé supérieur, et pourquoi est-elle intermittente ?

Il faut admettre que la cause irritante est de nature particulière, car, seule de tous les catarrhes et de toutes les affections laryngées, la coqueluche amène l'irritation spéciale qui cause la quinte.

Le produit irritant spécial paraît être, incontestablement, le produit muqueux expectoré après la quinte. Ce produit muqueux renferme, suivant les bactériologistes, le micro-organisme qui donne sa spécificité à la coqueluche ; il en résulte que c'est vraisemblablement ce micro-organisme qui irrite le nerf laryngé supérieur au niveau de ses terminaisons dans la muqueuse. L'irritation est le fait du microbe lui-même ou des produits qu'il sécrète.

L'intermittence de la quinte a pour cause l'intermittence de la sécrétion des produits muqueux. Ces produits sont sécrétés lentement ; ils s'accumulent d'abord dans les ramifications bronchiques de petit calibre, puis, chassés par les mouvements de la respiration, ils arrivent au niveau de la muqueuse du larynx, où, par leur présence, ils irritent les terminaisons nerveuses du nerf laryngé supérieur.

A ce moment, comme dans l'expérience de Rosenthal, se produisent, par action réflexe, le spasme de la glotte et les secousses expiratoires. Ces phénomènes sont sous la dépendance du bulbe. Ils exigent l'intégrité fonctionnelle absolue de ce centre nerveux. Cette intégrité existe au début de la quinte ; elle cesse quand l'asphyxie, produite par la quinte, a fait sentir ses effets. Sous l'influence de l'asphyxie, le sang qui arrive au bulbe est impropre à lui fournir les éléments nécessaires à son fonctionnement normal. L'action des centres bulbaires est alors épuisée et les spasmes glottiques et expiratoires subissent une détente. C'est à ce moment que se produisent l'inspiration brusque et la reprise de la quinte, conséquence de l'épuisement d'action du bulbe sous l'influence de l'asphyxie commençante.

L'inspiration brusque écarte l'asphyxie menaçante et permet au bulbe de recevoir un sang redevenu suffisamment réparateur. Alors reparaissent les spasmes, et la quinte recommence, pour ne prendre fin que quand cesse d'une manière définitive l'irritation spasmogène du nerf laryngé supérieur, après l'expulsion du produit muqueux sécrété.

Les filets respiratoires du pneumo-gastrique ne sont pas les seules branches du nerf sur lesquelles se réfléchit l'irritation du rameau laryngé supérieur.

Les filets gastriques et cardiaques du nerf participent au réflexe, comme le montrent les vomissements et l'accélération du pouls, phénomènes presque constants dans la quinte.

Autres symptômes de la deuxième période. — Les quintes sont le symptôme capital, essentiel, de la coqueluche. La plupart des autres symptômes observés pendant la deuxième période de la maladie en sont la conséquence directe. Quand les quintes sont peu nombreuses, comme dans les coqueluches légères, où on en compte seulement quinze, dix et quelquefois moins encore dans les vingt-quatre heures, l'état général peut être bon dans l'intervalle. L'enfant a une période de calme assez longue pour pouvoir se remettre de la crise ; aucun symptôme ne persiste entre deux quintes sépa-rées par un intervalle assez long. En pareil cas, si on voit l'enfant entre deux quintes, on hésite à le considérer comme malade. Pour diagnosti-quer la coqueluche, il faut alors s'en rapporter au récit des parents, qui décrivent plus ou moins exactement la symptomatologie de la quinte.

Les choses se présentent rarement de cette manière. Dans la majorité des cas, les quintes, plus nombreuses, s'accompagnent de signes secon-daires d'une certaine importance.

A l'inspection de l'enfant, on constate assez souvent un état particulier de la face. La bouffis-sure des tissus, due à la gêne de la circulation vei-neuse pendant les quintes, peut persister dans leur intervalle, si elles sont suffisamment répétées et intenses. On constate un gonflement plus ou moins considérable des paupières, qui simule l'œdème palpébral d'origine brightique. Ce symp-tôme est d'autant plus appréciable que le reste du corps est amaigri du fait de la maladie et des vomissements qui troublent la nutrition. Avec la bouffissure de la face, il existe parfois une coloration violacée des téguments, comparable à celle de la cyanose.

Dans un assez grand nombre de cas, les enfants présentent une *ulcération du frein de la langue*, dont l'importance a été exagérée, mais qui doit toujours être recherchée, car elle peut être un signe révélateur de la coqueluche.

L'ulcération du frein de la langue, notée par Amelung, Braun, Bruck, Zitterland, Lersch, Gamberini, a été particulièrement étudiée par Bouchut et par ses élèves Charle et Houradieu. Ses caractères et sa pathogénie ont été définitivement fixés par H. Roger.

Cette lésion consiste dans une ulcération peu étendue, mesurant quelques millimètres de diamètre, à forme ovalaire et à grand axe horizontal. L'ulcération siège sur la muqueuse de la bouche, au niveau du frein de la langue, qu'elle sectionne à peu près complètement. Son siège le plus ordinaire est la partie moyenne du frein. Quelquefois, par suite d'une disposition particulière des dents, elle occupe les parties latérales de la face inférieure de la langue, ou siège à la pointe de cet organe. Elle est généralement unique quand elle occupe le frein. Quand la lésion occupe les côtés de la langue, on observe souvent plusieurs petites ulcérations.

Observée à son début, cette lésion commence par une section transversale de la muqueuse. Plus tard, la surface de section prend un aspect granuleux, puis se transforme en une ulcération bientôt recouverte d'un enduit pultacé et adhérent, de couleur grisâtre. L'ulcération reste généralement superficielle et n'intéresse que la partie supérieure du derme muqueux. Dans quelques cas, elle peut détruire complètement le derme et s'étendre dans la profondeur. Dans un fait présenté à l'Académie de médecine par Bouchut, la muqueuse avait été détruite complètement et l'on voyait à nu, au fond de l'ulcération, le muscle lingual et les branches nerveuses de l'hypoglosse.

Les ulcérations sublinguales de la coqueluche n'existent pas chez tous les sujets. On ne les observe que dans la moitié des cas. Leur présence a une réelle importance, car il résulte des recherches de Bouchut et de H. Roger que ces ulcérations, telles que nous les avons décrites, ne se voient que dans la coqueluche. Elles font défaut dans toutes les autres maladies de l'enfance s'accompagnant de toux spasmodique. L'existence de l'ulcération sublinguale permet, suivant Bouchut, de porter avec certitude le diagnostic de coqueluche.

La pathogénie de l'ulcération sublinguale est actuellement bien établie. L'ulcération est due incontestablement au traumatisme. La langue, violemment projetée au dehors de la bouche pendant les quintes de coqueluche, frotte par sa base contre les pointes acérées des incisives inférieures. Elle s'y écorche, d'où là section primitive au point où porte le traumatisme, c'est-à-dire au niveau du frein. L'écorchure ainsi produite est entretenue par la répétition même du traumatisme, qui empêche la cicatrisation de s'effectuer. La production de l'exsudat pultacé est un fait ordinaire dans tout travail ulcératif de la muqueuse buccale. On l'observe sur les vésicules aphteuses ulcérées, sur les ulcérations dentaires dues à la présence de chicots, sur les ulcérations produites par les morsures de la langue chez les épileptiques. Cet exsudat pultacé est probablement le résultat du travail des microbes de la bouche. Il n'est pas spécial à la coqueluche.

Pour démontrer que les ulcérations sublinguales sont bien la conséquence de traumatisme, on a fait observer qu'elles font défaut dans les coqueluches à quintes légères, où la langue n'est pas violemment projetée en dehors de la cavité buccale, et qu'elles manquent presque constamment chez les enfants n'ayant pas encore de dents.

Quand les ulcérations ne siègent pas au niveau même du frein, leur situation tient à un état particulier de la dentition, en rapport topographique exact avec leur disposition. H. Roger cite le cas d'un enfant dont les deux incisives médianes étaient tombées prématurément et qui avait deux petites ulcérations latérales en rapport avec les incisives externes.

Il existe quelques observations incontestables dans lesquelles ces ulcérations ont été observées chez des coquelucheux n'ayant pas encore de dents. Dans ces faits, la théorie qui les rapporte au traumatisme n'est cependant pas en défaut. En effet, le docteur Bouffier, de Cette, qui a rapporté sept cas d'ulcérations sublinguales observées avant la poussée des dents, a pu s'assurer que les ulcérations avaient été déterminées par une certaine manœuvre des parents des enfants. Elles avaient été produites par les doigts introduits dans la bouche pour favoriser la sortie des mucosités. Dans cette manœuvre, les ongles avaient opéré directement la section du frein de la langue.

En résumé, l'ulcération sublinguale a toujours une origine traumatique; elle ne peut être considérée comme une lésion spécifique de la coqueluche. La manière dont se produit la lésion réfute l'opinion du docteur Delthil, de Nogent, qui a voulu en faire une lésion spécifique de la coqueluche qui serait en rapport avec une éruption vésiculaire sur la muqueuse buccale. La pathogénie de la lésion, l'époque de son apparition, son absence dans des cas bien déterminés, sont en désaccord avec cette théorie.

Ce symptôme n'en a pas moins une réelle importance. Il a une grande valeur dans le diagnostic de la coqueluche, car des praticiens aussi expérimentés que Bouchut et H. Roger ne l'ont jamais observé que dans la coqueluche.

Pour en finir avec les symptômes fournis par l'examen de l'enfant, rappelons que parfois il existe des ecchymoses conjonctivales très étendues ; ces ecchymoses, sans être spéciales à la coqueluche, doivent faire penser à cette maladie, car elles sont extrêmement rares dans l'enfance, en dehors des traumatismes.

Température. — La température est très variable dans la coqueluche simple et non compliquée. La courbe des températures ne présente pas une régularité comparable à celle que l'on observe dans la plupart des maladies infectieuses. L'étude de la température ne doit cependant pas être négligée, car elle fournit des indications précieuses au point de vue du pronostic.

D'une manière générale, la température se comporte de la manière suivante :

Dans les coqueluches légères, elle reste normale pendant toute la durée de la maladie. Elle ne s'élève pas, même pendant la première période.

Dans les coqueluches de moyenne intensité, on note au début et pendant la période d'augment des quintes une élévation de la température du soir, qui n'est d'ailleurs jamais considérable. Le soir, le thermomètre marque 38° et quelques dixiè-

mes. Le matin, la température est le plus souvent
normale. L'élévation thermométrique du soir n'est
pas constante. On ne l'observe pas tous les jours.
La température peut être tout à fait normale
plusieurs soirs de suite. Quand les quintes n'augmentent plus de nombre et que la maladie est
devenue stationnaire, la température redevient
normale, pour rester telle jusqu'à la fin, s'il ne
survient pas de complication.

Dans les coqueluches graves, la température est
constamment élevée le soir. Parfois, cette élévation est très marquée et atteint 39° et plus (Obs.
XL de H. Roger). Dans ces coqueluches, la température reste élevée pendant toute la durée de la
maladie. Elle ne diminue que vers la fin.

L'élévation de la température a pour cause
l'infection par le virus, car elle s'observe en l'absence de toute complication. Les complications
inflammatoires ont pour effet d'accentuer la hausse
du thermomètre. S'il n'existe pas de règle thermométrique en rapport avec la coqueluche, la
température fournit donc d'utiles indications sur
la gravité de la maladie. Normale dans les coqueluches légères, elle s'élève souvent en raison directe
de l'intensité de la maladie.

L'âge des enfants atteints de coqueluche a une
réelle influence sur la température. Les recherches
de H. Roger ont, en effet, démontré que, dans la

première année de la vie, la coqueluche était constamment fébrile. Il est vrai qu'à cet âge la coqueluche est ordinairement intense et d'une gravité plus grande qu'à toute autre époque de la vie.

La plupart des complications élèvent la température. La plus simple de toutes, la bronchite, amène constamment de la fièvre. « La coqueluche est d'autant plus fébrile qu'elle est plus catarrhale. » (H. Roger). Les complications pulmonaires, les broncho-pneumonies particulièrement, ont pour effet d'élever brusquement la température.

Une température de 40°, débutant brusquement et persistant sans oscillations marquées, doit faire craindre l'apparition d'une de ces complications. Elle en est l'indice presque certain, si elle s'accompagne d'une dyspnée notable et d'une accélération des battements du pouls.

Pouls. — Le pouls est rarement normal dans la coqueluche ; presque toujours il est accéléré. Au lieu du chiffre normal, on compte 100, 110, 120 pulsations ; parfois même ce chiffre est dépassé et les pulsations sont au nombre de 130 ou 140 par minute. Ces chiffres sont ceux qu'on a observés dans l'intervalle des quintes. Pendant les quintes, le nombre des pulsations augmente encore, et cela d'une manière constante. Le chiffre des pulsations devient excessif s'il survient une complication de broncho-pneumonie.

Dyspnée. — La dyspnée en dehors des quintes est nulle dans les coqueluches légères ou de moyenne intensité. Elle est constante dans les coqueluches graves. Menaçante alors pendant les quintes, elle persiste toujours dans leur intervalle. Elle est peu marquée si l'enfant est au repos, mais s'accentue dès qu'il fait un effort ou même un simple mouvement.

Nutrition. — Dans les coqueluches légères, la nutrition n'est pas troublée d'une façon appréciable. Il en est autrement dans les coqueluches graves, quand les quintes sont fréquentes et suivies d'abondants vomissements d'aliments. Dans ces conditions, la nutrition est profondément entravée. Les aliments sont à peine ingérés, que les quintes de toux en amènent le rejet ; parfois, les tentatives d'alimentation suffisent même pour amener des quintes. La réparation des forces devient presque impossible par le fait des vomissements incessants. La nutrition languit ; l'enfant pâlit et maigrit quelquefois d'une manière excessive ; il prend un aspect de cachectique. L'organisme affaibli est alors un terrain tout préparé pour la germination des maladies infectieuses dont est menacé le coquelucheux, tout particulièrement pour la tuberculose pulmonaire.

Urologie. — L'urologie de la coqueluche est à peine ébauchée. Les analyses d'urines de coque-

lucheux faites régulièrement et pendant un temps
prolongé sont encore peu nombreuses. On sait
cependant que l'albuminurie manque presque
toujours, sauf en cas de complications. Contrai-
rement aux assertions de Gibb, la glycosurie fait
également défaut (H. Roger et Henri Barth).

Vomissements. — Les vomissements observés
dans la coqueluche sont de deux ordres. Tantôt,
ils consistent dans le rejet de matières glaireuses,
expulsées avec les efforts ordinaires du vomissement. Ces matières glaireuses sont analogues à
celles rendues par simple expectoration à la fin
des quintes ; quand ces matières sont très abondantes, elles peuvent provoquer les effets mécaniques du vomissement. Tantôt et le plus souvent,
les matières glaireuses sont mélangées à des
aliments, dont l'expulsion se fait dans les efforts
de la toux, par un mécanisme analogue à celui
qui provoque les vomissements chez les tuberculeux qui ont des quintes de toux après les repas.
Jamais les vomissements alimentaires des coquelucheux ne sont dus à une forme de dyspepsie en
rapport avec une altération des fonctions chimiques
de l'estomac. La coqueluche ne détermine pas
de gastrite. Abstraction faite du vomissement,
aucun symptôme n'indique une altération quelconque de l'estomac : l'appétit est conservé ; les
digestions se font facilement et sans douleur ; il

n'existe pas de météorisme après les repas. Le vomissement est uniquement d'origine mécanique; il est provoqué par les secousses du diaphragme pendant la toux convulsive. Quand la quinte est terminée et quand les vomissements ont vidé l'estomac de son contenu, les coquelucheux ne souffrent pas de l'estomac et n'ont pas d'état nauséeux. Ils n'ont pas de répugnance à s'alimenter de nouveau. Souvent ils demandent eux-mêmes à faire un nouveau repas. Les aliments pris dans ces conditions peuvent être digérés et absorbés s'il ne survient pas de nouvelle quinte avant quelque temps.

Les vomissements d'aliments sont surtout à redouter si la coqueluche est caractérisée par des quintes rapprochées et prolongées. Ils arrivent facilement après les repas copieux. La réplétion excessive de l'estomac les favorise, en provoquant des quintes. Aussi est-il nécessaire de donner aux coquelucheux des repas peu abondants, composés de substances très nourrissantes sous un petit volume. Autant que possible, les repas devront être pris immédiatement après les quintes; en procédant de la sorte, si les quintes ne sont pas trop rapprochées, la digestion sera à peu près faite avant l'apparition de la prochaine crise.

Dans les coqueluches légères, les vomissements d'aliments peuvent faire complètement défaut.

D'après quelques auteurs, les vomissements de la coqueluche ne seraient pas toujours d'origine mécanique; ils pourraient avoir pour cause une altération fonctionnelle ou organique du nerf pneumogastrique. Pour Guéneau de Mussy, les vomissements, comme la toux quinteuse, sont dus à la compression du pneumogastrique par les ganglions trachéo-bronchiques hypertrophiés.

Auscultation et percussion. — Nous avons déjà étudié les phénomènes stéthoscopiques pendant les quintes. Il nous reste à faire connaître les résultats fournis par l'auscultation et par la percussion dans l'intervalle des quintes.

Pendant la première période de la coqueluche, l'auscultation fait entendre des râles plus ou moins nombreux, en rapport avec l'existence de la bronchite (d'où le nom de période catarrhale). Pendant la période d'état, les signes de bronchite s'atténuent, parfois au point de disparaître complètement. Dans l'intervalle des quintes, la respiration est normale, la percussion est négative.

Immédiatement avant la quinte et pendant l'accès lui-même, on perçoit des râles plus ou moins nombreux. La quinte terminée, si la coqueluche est normale, le plus souvent il ne persiste aucun signe stéthoscopique pouvant servir au diagnostic.

Dans un certain nombre de cas, les signes de

bronchite persistent plus ou moins marqués. Mais il faut bien savoir que les signes de bronchite n'ont rien de spécial à la coqueluche. Ce sont des signes de bronchite, et rien de plus. Avec ces signes seuls le diagnostic ne pourrait être fait. Seul, le diagnostic de bronchite serait possible.

Malgré le peu de signification des signes stéthoscopiques, il est nécessaire de pratiquer quotidiennement et d'une manière attentive l'examen du thorax des malades atteints de coqueluche. Cet examen a, en effet, la plus grande importance au point de vue du diagnostic des complications. Les complications les plus fréquentes et les plus graves de la coqueluche sont des complications thoraciques, qui se développent le plus souvent d'une manière insidieuse. C'est par l'auscultation du malade qu'on pourra en apprécier le début, en préciser la nature et parfois, par une thérapeutique appropriée, en empêcher le développement ou tout au moins l'aggravation.

La percussion du thorax est normale dans la coqueluche non compliquée.

D'après Guéneau de Mussy, la percussion de la région interscapulaire donnerait des renseignements d'une grande valeur. Cet auteur admet, en effet, que la coqueluche s'accompagne d'une hypertrophie constante des ganglions du médiastin, appréciable à l'examen plessimétrique. L'hypertrophie des ganglions du médiastin peut être constatée par la percussion de la région située à droite et à gauche de la colonne vertébrale entre le rachis et le bord interne de l'omoplate. Les zones de matité existant dans cette région seraient en rapport avec la tuméfaction des ganglions et permettraient d'en apprécier exactement les dimensions. Malheureusement, cet examen plessimétrique est extrêmement difficile. Il est malaisé de saisir les nuances de timbre fort délicates fournies par la percussion de la région interscapulaire. Trop d'erreurs sont commises journellement dans la percussion d'organes volumineux et superficiels pour qu'on puisse attacher une grande valeur aux variations de tonalité perceptibles dans une région où les organes à explorer sont recouverts de nombreux plans musculaires.

Étude laryngoscopique de la coqueluche. — L'examen laryngoscopique, toujours difficile chez les enfants, l'est particulièrement dans la coqueluche, où l'application du miroir laryngien a souvent pour effet de provoquer immédiatement une quinte. Aussi l'emploi du laryngoscope n'est pas à recommander chez les jeunes sujets. Chez les adultes, l'examen laryngoscopique peut, d'après Herff, donner des renseignements utiles sur l'état de la muqueuse laryngée ; il peut également faciliter l'étude des causes provocatrices de la quinte.

Herff a noté sur lui-même, pendant toute la durée d'une coqueluche dont il fut atteint, une inflammation superficielle de la muqueuse qui tapisse le larynx et la trachée. Cette inflammation était surtout marquée dans la région inter-aryténoïdienne; elle était particulièrement appréciable à la partie postérieure de la fente glottique et à la face inférieure de l'épiglotte. La région située immédiatement au-dessous de la glotte avait une couleur rouge très accentuée. Cet aspect de la muqueuse laryngée était permanent et persistait pendant l'intervalle des quintes.

Au moment des quintes, Herff a constaté la présence de flocons de mucus visqueux sur la paroi postérieure du larynx, au niveau de la glotte. La présence de ce mucus paraît avoir une grande importance dans la production de la quinte, qui peut être coupée, si on arrive à le déplacer.

L'excitation par un instrument (par la sonde laryngienne par exemple) de certaines régions du larynx peut provoquer un paroxysme analogue à celui qui constitue la quinte. L'instrument joue alors le rôle du flocon de mucus dont la présence a été signalée au moment des quintes. Les régions du larynx, dont l'attouchement provoque la quinte artificielle sont assez limitées; ce sont : 1° la région aryténoïdienne, et surtout la partie sous-jacente;

2° la face inférieure de l'épiglotte. Cette seconde région provoque des accès moins violents que la première. L'attouchement des autres parties du larynx ne provoque jamais de quintes.

TROISIÈME PÉRIODE

(PÉRIODE DE DÉCLIN)

La durée de la période spasmodique de la coqueluche n'a aucune fixité. Elle varie dans de grandes limites, suivant la gravité de la maladie. D'une manière approximative, et en envisageant seulement les coqueluches de moyenne intensité (les plus fréquentes dans la pratique médicale), la deuxième période arrive à son complet épanouissement (période d'état) au bout de dix à quinze jours. La période d'état, pendant laquelle les quintes restent stationnaires comme nombre et comme intensité, dure de quatre à cinq semaines. Au bout de ce temps commence la troisième période.

La coqueluche décline d'une manière insensible. Il est rare qu'un phénomène critique solennel annonce le début de la convalescence. Les urines,

en particulier, ne sont pas modifiées au début de
la période de déclin. On n'observe pas la polyurie,
l'azoturie, ou les variations dans le chiffre des
phosphates ou des chlorures qui marquent le
début de la convalescence d'un certain nombre de
maladies infectieuses. Dans quelques cas cependant, la convalescence peut être annoncée par des
poussées répétées de furoncles, particulièrement
abondants sur la face et le cuir chevelu, quelquefois encore par une éruption de pustules d'ecthyma. H. Roger, qui a signalé ces éruptions au
début de la convalescence, ne les considère pas
comme des phénomènes critiques ; il pense que les
furoncles et les pustules d'ecthyma sont en rapport avec l'état de la peau, souvent mouillée de
sueurs abondantes pendant les mouvements et les
efforts de la quinte. Comme l'apparition de ces
éruptions coïncide justement avec la diminution
des quintes, à un moment où les transpirations
sont moins fréquentes, il paraît plus rationnel
de les assimiler aux poussées de furoncle et aux
éruptions de pustules ecthymateuses qu'on observe
pendant la convalescence d'autres maladies infectieuses, à la suite de la fièvre typhoïde par exemple.

Au début de la période de déclin, la température
ne présente pas de modifications notables. L'état
général ne se modifie pas sensiblement. Seule
la diminution des quintes annonce le commen-

cement de cette période. Si le chiffre des quintes a été compté et noté chaque jour, la diminution de leur nombre, d'abord à peine sensible, bientôt plus marquée, est le phénomène essentiel qui annonce que la coqueluche approche de sa terminaison. Le nombre des quintes est d'abord inférieur de quelques unités à celui des jours précédents. La diminution s'accentue bientôt de jour en jour; même en l'absence d'une numération régulière, elle devient bientôt sensible pour l'entourage de l'enfant. En même temps que les quintes diminuent de nombre, elles diminuent d'intensité. Elles durent moins longtemps et les phénomènes qui les accompagnent sont d'une moins grande violence. La dyspnée, moins intense pendant la crise, ne s'accompagne plus de menace d'asphyxie immédiate. Les efforts sont moins violents. L'expectoration qui termine les quintes est plus facile. Les mucosités, moins adhérentes, sont expulsées avec plus de facilité. Les vomissements, qui existaient pendant la période d'état, deviennent moins abondants et cessent bientôt de se produire, d'abord d'une manière intermittente, puis bientôt définitive.

Simultanément, les quintes perdent, de temps en temps, leurs caractères les plus significatifs. Le sifflement inspiratoire fait défaut dans quelques quintes, qui se bornent alors à des secousses expiratoires plus ou moins nombreuses. Dans quelques cas, ce sont les secousses expiratoires qui cessent d'être multipliées; les quintes avortent presque dès le début. L'enfant a une ou deux secousses expiratoires, puis les quintes s'arrêtent après l'inspiration bruyante. Ces quintes avortées rappellent celles de la fin de la première période. Elles annoncent le déclin de la coqueluche, comme les quintes incomplètes de la première période en annonçaient le développement.

En même temps que les quintes se transforment et prennent un nouvel aspect, on perçoit dans leur intervalle une toux qui rappelle celle de la bronchite simple à son déclin. Avec les quintes, parfois complètes et parfois avortées, l'enfant a une toux franchement catarrhale, analogue à la toux du début de la coqueluche, avec cette différence que cette toux est plus grasse et plus facile.

Quand la toux présente ces modifications pendant plusieurs jours, on peut affirmer que la coqueluche est entrée définitivement dans la période de déclin.

Alors, l'état général s'améliore d'une manière sensible. Si la température était élevée, plus ou moins notablement pendant la période d'état, elle redevient tout à fait normale. Le pouls, qui était accéléré d'une manière permanente, revient au

chiffre des pulsations normales. La dyspnée disparaît. A l'examen stéthoscopique de la poitrine, on
note l'existence de râles de bronchite. Ces râles
humides et persistants, en rapport avec la toux à
timbre catarrhal, sont souvent plus abondants que
dans la période d'état.

La nutrition se fait plus régulièrement. L'appétit
peut être excessif, si la coqueluche a déterminé
des vomissements fréquents et abondants. Aussi,
les repas doivent être surveillés soigneusement,
car une indigestion ou un embarras gastrique
pourrait contrarier la convalescence et amener
une rechute.

Les accidents qui forment un cortège presque
ordinaire aux quintes de la période d'état cessent
de se produire.

La bouffissure de la face diminue insensiblement, jusqu'à disparaître complètement. L'ulcération sublinguale se cicatrise.

L'amélioration de tous les accidents de la coqueluche marche parallèlement avec la diminution
progressive des quintes.

Les quintes diminuent de nombre avec une
grande lenteur. La diminution est d'abord très
sensible. De vingt à vingt-quatre par jour, elles
tombent à dix et même moins. Les dernières
quintes cèdent plus lentement. Souvent, elles
persistent, alors que la coqueluche paraissait sur

le point de finir, et retardent ainsi plus ou moins longtemps la guérison.

La période de déclin a rarement une évolution régulière. On voit parfois, après quelques jours d'amélioration, les quintes reprendre brusquement avec leur fréquence et leur intensité de la période d'état, persister avec ces caractères pendant plusieurs jours, puis reprendre ultérieurement leur décroissance progressive. Ces rechutes de coqueluche, auxquelles on donne le nom de *retours*, surviennent parfois sans cause appréciable. Dans quelques cas, les retours sont annoncés par un écart de régime ou par une hygiène défectueuse. Une alimentation trop abondante, une sortie précoce ou trop prolongée à l'air froid, peuvent en être également le point de départ.

La rechute peut encore être due à une maladie quelconque (à une rougeole, à un embarras gastrique, le plus souvent à une bronchite aiguë), contractée accidentellement. Les auteurs qui ont signalé ces retours offensifs sont unanimes pour déclarer qu'ils sont généralement de courte durée. Ils durent quelques jours, puis la coqueluche reprend sa marche décroissante. Quand ils sont provoqués par une maladie accidentelle, ils ont généralement la même durée que cette maladie pendant sa période d'état.

L'aptitude des coquelucheux à tousser par

quintes à l'occasion d'une maladie quelconque
frappant les voies respiratoires n'est pas bornée à
la convalescence de la maladie. Elle peut persister
plusieurs mois, plusieurs années même, au dire
de Rilliet et Barthez. Certains individus ayant eu
antérieurement la coqueluche peuvent, à l'occasion d'une bronchite, être repris d'une toux quinteuse, qui rappelle absolument la toux de la
coqueluche. En pareil cas, la toux quinteuse persiste peu de temps et est surtout perçue au débu
de la maladie. D'après H. Roger, ce retour
des quintes serait surtout observé dans les mois
qui suivent la coqueluche. Plus tard, il serait
extrêmement rare.

Ce sont surtout les affections des voies respira
toires qui ramènent les quintes chez les anciens
coquelucheux. Cependant, dans quelques cas, surtout s'il s'est agi d'une coqueluche intense, les
retours de quintes peuvent être observés indépendamment de toute affection des voies respiratoires. Ils peuvent être provoqués par un effort,
par une émotion morale vive, telle qu'une contrariété (Rilliet et Barthez).

Les rappels de quintes convulsives ont certains
caractères qui les distinguent des vraies quintes de
la coqueluche. Ils ont les secousses expiratoires
et le sifflement inspiratoire, mais ils ne sont pas
suivis de l'expectoration spéciale. Ils ont le

caractère spasmodique (nerveux) de la quinte, sans en avoir le caractère catarrhal. Parfois même, ils se bornent à l'inspiration sifflante.

Ces rappels de quintes convulsives ne doivent pas être pris pour des récidives de coqueluche. Nous avons déjà dit que ces récidives de coqueluche étaient absolument rares et qu'il n'y avait peut-être pas d'autre maladie dont la récidive soit aussi exceptionnelle.

DURÉE DE LA COQUELUCHE

Il est difficile de fixer la durée de la coqueluche. Les divers auteurs qui ont essayé d'en fixer les limites (Rilliet et Barthez, West, H. Roger) sont tombés d'accord pour dire que la coqueluche non compliquée avait une durée variant entre un mois et demi et deux mois et demi. Les coqueluches qui n'ont qu'un mois de durée sont rares. Celles qui persistent pendant plusieurs mois ne sont pas exceptionnelles. Souvent, pendant plusieurs semaines, les enfants n'ont plus qu'une ou deux quintes dans les vingt-quatre heures. Mais ces dernières quintes ne cèdent pas et, tant qu'elles persistent, la maladie ne peut pas être considérée comme guérie. Il y aurait un grand intérêt, au point de vue de la prophylaxie, à savoir si la coqueluche est encore contagieuse dans ces conditions. Malheureusement, cette question est encore très discutée. Dans le doute, il faut se conduire comme si la coqueluche était encore nécessairement contagieuse et ordonner l'isolement rigoureux des enfants qui ont encore des quintes, même très espacées. La durée de la coqueluche peut être prolongée par une rechute survenant pendant la période du déclin, alors que la maladie paraissait complètement terminée. Ces rechutes sont généralement de courte durée et n'entraînent pas les complications ordinaires de la coqueluche.

ACCIDENTS ET COMPLICATIONS
DE LA COQUELUCHE

La coqueluche telle que nous l'avons décrite
dans les pages précédentes est la coqueluche
simple, dégagée de tout élément étranger aux
symptômes essentiels de la maladie. En clinique, il
est rare qu'elle se présente à l'observation avec une
pareille simplicité. Le plus souvent, aux symptômes peu nombreux de la maladie s'ajoutent un
certain nombre d'accidents. Parmi ces accidents,
quelques-uns sont assez fréquents pour rentrer
dans la description générale de la coqueluche.
Ce sont les accidents auxquels nous avons déjà
fait allusion, et qui sont sous la dépendance de la
quinte et des efforts qu'elle détermine : ce sont
les *petites misères de la coqueluche*. Il n'est guère
de coqueluche, même légère, qui n'en présente.

A côté de ces accidents, presque tous d'origine
mécanique, il en est d'autres, plus graves, qui
tiennent à des inflammations secondaires, surajou-

tées à l'élément principal de la maladie infectieuse. Ils constituent de véritables complications,
auxquelles la coqueluche doit sa gravité et, le
plus souvent, sa terminaison fatale. Ces complications inflammatoires frappent surtout l'appareil respiratoire, mais n'épargnent pas complètement les autres appareils. Elles les frappent
presque tous à des degrés divers, manifestant par
leur présence le caractère général et infectieux de
la maladie dans laquelle on les observe.

On a souvent tenté la classification méthodique
des complications de la coqueluche. On les a di-
visées en complications légères et en

le coquelucheux n'échappe pas aux infections secondaires. Un grand nombre de complications, que
l'on considérait autrefois comme liées à l'infection primitive, apparaissent maintenant comme
indépendantes de cette infection et sont manifestement dues à des infections surajoutées. La con-
naissance des infections secondaires dans la
coqueluche oblige à rejeter les classifications
anciennes.

Dans l'état actuel de la science, il nous paraît
préférable d'exposer les complications de la coqueluche, en les classant par appareil. Nous insisterons
surtout sur les complications d'observation cou-
rante, que les praticiens ont à redouter et à combattre.

pas en rapport avec une lésion organique ni même avec un trouble fonctionnel de l'estomac. La preuve en est que, la quinte terminée, l'enfant peut se mettre à manger, peut digérer sans difficulté s'il ne survient pas de nouvelle quinte pendant la digestion du repas pris après la crise.

D'autres vomissements, plus rares, sont d'une réelle gravité. Ce sont les vomissements qui surviennent en dehors des quintes et qui semblent sous la dépendance de troubles gastriques ou d'une altération du nerf pneumogastrique. Ces vomissements surviennent le plus souvent sans cause appréciable. Quelquefois, ils sont amenés par la moindre tentative d'alimentation et apparaissent dès que les aliments sont arrivés dans l'estomac. Dans d'autres cas, l'ingestion des aliments est bien supportée ; les vomissements ne surviennent que pendant la période digestive, précédés alors de nausées de courte durée. Les vomissements ainsi produits peuvent devenir incoercibles ; toute tentative d'alimentation a pour résultat fatal de les ramener. La situation devient alors très grave. L'enfant dépérit et s'émacie avec une rapidité extrême. La cachexie ne tarde pas à survenir. Si les vomissements ne s'arrêtent pas, le coquelucheux peut mourir d'inanition. Même en l'absence de cette terminaison rare, ces vomissements, par l'anémie qu'ils amènent, facilitent la survenue des complications nerveuses et particulièrement des convulsions.

Les vomissements peuvent être isolés et se montrer indépendamment de tout autre trouble digestif. Quelquefois, ils s'accompagnent de diarrhée profuse; la dénutrition est alors extrêmement rapide et la mort peut survenir à bref délai.

Il est rare que les vomissements se montrent primitivement dans l'intervalle des quintes. Ordinairement, l'enfant vomit, d'abord seulement après les quintes. Plus tard, les vomissements ont lieu dans l'intervalle des quintes, sans que pour cela ils cessent de se produire à l'occasion des crises de toux spasmodique.

Hémorrhagies. — Les hémorrhagies sont fréquentes dans la coqueluche. Deux éléments interviennent dans leur pathogénie : l'infection et le traumatisme. La coqueluche est une maladie générale, dans laquelle tous les tissus et tous les systèmes subissent, à des degrés variables, l'influence du principe infectieux. Les vaisseaux (artériels, veineux et capillaires) n'échappent pas à cette influence. Sans qu'il ait été fait d'étude spéciale sur l'état du système vasculaire dans la coqueluche, on peut admettre que ce système a sa part dans les altérations de l'organisme. Comme dans d'autres maladies infectieuses, les parois des vaisseaux présentent vraisemblablement des altérations qui ont pour résultat de diminuer la résistance des tuniques vasculaires. En plus de ces altérations anatomiques des parois, de nature encore inconnue, intervient le traumatisme de la quinte. Un des effets ordinaires de la quinte, même modérée, est de gêner la circulation veineuse et, par conséquent, de congestionner les réseaux capillaires et particulièrement ceux de l'extrémité céphalique. La congestion vasculaire, siégeant dans des vaisseaux à parois altérées, peut en amener la dilatation et la rupture, si à la réplétion sanguine s'ajoutent les efforts et les mouvements spasmodiques de la quinte.

On s'explique ainsi que des hémorrhagies peuvent se produire fréquemment dans la coqueluche, à l'occasion des quintes de toux. Certaines hémorrhagies sont presque normales. L'épistaxis, par exemple, s'observe dans un très grand nombre de coqueluches. Modérée et bornée à la sortie de quelques gouttes de sang pendant la quinte, cette hémorrhagie n'a pas d'importance par elle-même et n'aggrave en rien le pronostic de la maladie. Dans quelques cas, les épistaxis sont abondantes et répétées. Après être survenues seulement à l'occasion des quintes, elles finissent par se montrer dans leur intervalle. Leur répétition est une cause d'anémie. De plus, comme dans toutes les hémorrhagies, la répétition des pertes sanguines anémie le malade par hypoglobulie et facilite de nouvelles hémorrhagies, de plus en plus difficiles à arrêter. Ces épistaxis à répétition constituent alors une véritable complication.

Lorsque l'épistaxis est abondante, le sang peut être avalé, il peut séjourner quelque temps dans l'estomac et être rejeté plus tard avec les matières vomies. En pareil cas, on pourrait croire à une hématémèse et attribuer à une gastrorragie ce qui n'est que la conséquence d'une épistaxis. L'hématémèse est tout à fait exceptionnelle dans la coqueluche, si tant est qu'elle y ait même été observée. H. Roger déclare n'en pas connaître d'observation authentique et pense qu'il s'agit toujours de sang dégluti et provenant d'une épistaxis antérieure.

La stomatorragie s'observe comme conséquence de l'ulcération sublinguale ou d'une déchirure de la muqueuse buccale, par suite du frottement violent de cette membrane contre les arcades dentaires. Dans la stomatorragie, le sang peut encore provenir de fongosités des gencives ou d'altérations de la muqueuse gingivale par suite de périostite alvéolo-dentaire. L'hémorrhagie de la bouche est rarement abondante. Presque toujours le sang s'épanche goutte à goutte et est expulsé mélangé aux mucosités de la quinte, qui sont alors teintées en rouge.

A la face, on observe quelquefois des ecchymoses sur la conjonctive oculo-palpébrale. Parfois, il s'agit d'une petite ecchymose siégeant sur l'un des côtés de la cornée et de dimensions peu considérables. Dans d'autres cas, l'ecchymose est plus étendue et occupe la plus grande partie du tissu cellulaire sous-conjonctival. Quand l'hémorrhagie est causée par la déchirure d'un des petits vaisseaux de la conjonctive, le sang s'infiltre facilement dans le tissu cellulaire lâche de la région et envahit toute la surface de la conjonctive oculaire. La cornée reste indemne et apparaît entourée d'un cercle ecchymotique, de couleur rouge foncé. L'œil est tuméfié et fait saillie. Dans les cas extrêmes, l'ecchymose sous-conjonctivale ne se limite pas à la conjonctive oculaire. Elle gagne le tissu cellulaire des paupières, qu'elle infiltre et tuméfie d'une façon démesurée.

Ces hémorrhagies conjonctivales n'ont en elles-mêmes aucune importance pronostique. En donnant à la physionomie de l'enfant un aspect très spécial, elles peuvent servir à mettre sur la voie du diagnostic de la coqueluche, lorsqu'elles ne sont pas expliquées par un traumatisme antérieur.

Le purpura a été observé deux fois (H. Roger).

L'hémoptysie, niée par H. Roger, qui admet que les soi-disant hémoptysies de la coqueluche ne sont que des épistaxis avec rejet par la toux du sang provenant de la muqueuse nasale ou pharyngée, aurait été cependant observée plusieurs fois par Trousseau, qui ne considère pas cette hémorrhagie comme ayant un pronostic grave.

L'hémorrhagie par le conduit auditif externe, ou otorragie, a été signalée par Gibb et par Triquet. Elle est généralement peu abondante et se borne, le plus souvent, à l'issue de quelques gouttes de sang pendant les quintes. Cependant, dans un fait cité par H. Roger et observé par lui dans le service de Blache, le sang sortait en jet du conduit auditif pendant les quintes, d'ailleurs très intenses. Cette hémorrhagie peut être unilatérale ou bilatérale.

La pathogénie de l'hémorrhagie de l'oreille a été bien indiquée par Triquet. Elle est due à une déchirure de la membrane du tympan, causée par l'introduction brusque de l'air, chassé dans la caisse, pendant les secousses expiratoires de la quinte.

L'otorragie peut se produire chez des enfants ayant eu antérieurement une otite moyenne, dont ils ne sont pas encore guéris. Dans ce cas, l'écoulement sanguin n'est pas dû à la rupture des vaisseaux du tympan. Il est causé par la déchirure des vaisseaux de la muqueuse de la caisse, dont les tissus ramollis, souvent ulcérés par l'inflammation antérieure, sont d'une fragilité anormale.

Ce n'est pas seulement, en effet, aux dépens des vaisseaux des tissus sains que les hémorrhagies de la coqueluche peuvent se produire. Les plaies non cicatrisées, les surfaces ulcérées peuvent saigner pendant les quintes. Des excoriations de la muqueuse buccale, des ulcérations des lèvres peuvent donner lieu à un écoulement sanguin, tantôt par congestion des bourgeons charnus de cicatrisation, tantôt par déchirure de cicatrices récentes.

Une hémorrhagie abondante par déchirure de la commissure des lèvres a été observée par Joseph Franck.

Des tumeurs ulcérées peuvent également saigner pendant les quintes. Trousseau a vu un écoulement de sang à la surface d'une tumeur érectile, pendant des quintes de coqueluche.

Les hémorrhagies de la coqueluche ne sont pas exclusivement externes. Le sang peut s'épancher à l'intérieur du corps, dans les parenchymes et dans les séreuses.

Les hémorrhagies internes ainsi produites sont beaucoup plus rares que les externes. On en cite à peine quelques cas. L'hémorrhagie méningée a été signalée par Boivin, qui a trouvé, à l'autopsie d'un enfant mort dans le cours d'une coqueluche, un épanchement de sang dans l'arachnoïde.

L'hémorrhagie rénale a été observée par H. Roger

chez un enfant mort de broncho-pneumonie, pendant une coqueluche. Le même auteur a observé l'hématurie par hémorrhagie de la muqueuse du bassinet ou par apoplexie rénale.

Dans deux cas cités par West et par R. Croker, où deux enfants furent frappés d'hémiplégie droite avec aphasie, on put expliquer ces symptômes par une hémorrhagie cérébrale, dans le manteau de l'écorce ou dans les ganglions cérébraux.

Au lieu de se faire en nappe, l'hémorrhagie cérébrale peut se faire en foyers disséminés. F. Widal a montré à la Société anatomique le cerveau d'un jeune enfant, mort au vingtième jour d'une coqueluche compliquée de broncho-pneumonie. La substance blanche du cerveau présentait de nombreux petits foyers hémorrhagiques, du volume d'une tête d'épingle à celui d'un grain de blé. Chaque foyer correspondait à un capillaire qui en occupait le centre. On trouvait dans le cervelet et dans la moelle des foyers semblables, moins nombreux ; l'enfant avait eu des crises épileptiformes dans les derniers jours de la vie.

COMPLICATIONS THORACIQUES

Les complications thoraciques sont les plus fréquentes des complications de la coqueluche. Elles ont une importance toute particulière en raison de leur gravité.

Avant d'étudier les complications qui relèvent d'un état inflammatoire des organes thoraciques, il convient de dire que, parfois en l'absence de toute complication matériellement appréciable, la coqueluche intense amène la mort par la difficulté même de la respiration et par les troubles de l'hématose. La terminaison fatale est alors due à l'asphyxie progressive, sans qu'il se produise de lésion des organes thoraciques.

La mort par asphyxie s'observe dans les coqueluches très intenses, quand les quintes sont incessantes et ne permettent pas à la respiration de s'effectuer dans des conditions satisfaisantes. Dans la coqueluche ordinaire, il y a menace d'asphyxie

pendant les quintes où la respiration normale est
suspendue ; mais, une fois les quintes terminées,
la respiration se rétablit ; l'hématose, momentanément suspendue, peut s'effectuer, car son arrêt
n'est qu'intermittent et momentané. Il en est
tout autrement quand les quintes sont anormalement prolongées et répétées. L'hématose ne peut
plus s'accomplir dans les conditions normales. Il
y a continuité dans la dyspnée ; l'asphyxie, d'abord
menaçante, est bientôt réalisée. Insensiblement,
l'enfant, dont l'hématose reste imparfaite, s'affaiblit et succombe à l'asphyxie si les quintes ne
s'espacent pas et ne laissent pas la respiration
reprendre son allure normale. La mort survient
alors, avec tous les symptômes de l'asphyxie progressive, sans qu'il existe de complication relevant
d'une altération organique des organes respiratoires.

Ce mode de terminaison de la coqueluche grave,
indiqué par Guéneau de Mussy, est rare. Le plus
souvent, l'asphyxie a pour cause une altération
morbide, constituant une véritable complication.

Bronchite. — La bronchite est un des éléments
ordinaires de la coqueluche. Rarement la coqueluche évolue jusqu'à la fin sans s'accompagner
d'un certain degré d'inflammation catarrhale des
bronches. Pendant la première période, l'inflam-

mation catarrhale des bronches existe toujours. Souvent, les symptômes de la bronchite sont seuls appréciables.

Pendant la deuxième période, il est rare que la bronchite fasse complètement défaut ; elle se manifeste ordinairement à l'auscultation par des râles ronflants et sibilants. La bronchite accompagne donc la coqueluche pendant une grande partie de son évolution et ne peut en être considérée comme une complication. Elle ne doit être regardée comme telle, que si elle a une intensité anormale. La bronchite, qui exagère les sécrétions bronchiques, est alors une complication, car elle cause l'augmentation du nombre des quintes.

La bronchite intense se reconnaît à l'ausculta-

est limitée aux grosses et aux moyennes bronches.
Dans quelques cas rares, et particulièrement
dans certaines épidémies, elle gagne les bronches
de petit calibre et donne lieu au catarrhe suffocant.
Elle devient alors extrêmement grave et emporte
rapidement les malades, qui meurent après avoir
présenté les symptômes classiques de la bronchite
capillaire.

La bronchite qui complique la coqueluche survient parfois sans cause appréciable. Elle paraît
alors due à l'infection. Le plus souvent, elle est
causée par une circonstance accidentelle, telle
qu'une sortie prématurée ou un refroidissement.

Broncho-pneumonie. — La broncho-pneumonie
est la complication la plus redoutable de la coque-

Lorsqu'elle sévit dans un milieu où règne la coqueluche, elle est particulièrement redoutable, car elle peut frapper des enfants qu'une coqueluche légère semblait mettre à l'abri de cette complication. Elle prend alors les allures d'une maladie contagieuse et peut être comparée à la broncho-pneumonie qui complique la rougeole.

D'une manière générale, on peut évaluer à un cinquième le nombre des coqueluches de toute intensité se compliquant de broncho-pneumonie (Joffroy). Sur un relevé de 431 cas de coqueluche, H. Roger a observé 68 cas de pneumonie et de broncho-pneumonie. Sur ces 68 cas, 51 se sont terminés par la mort.

Certaines causes secondaires favorisent le développement de la broncho-pneumonie.

L'âge d'abord. La broncho-pneumonie est d'autant plus fréquente que l'enfant est plus jeune. Elle est extrêmement fréquente chez les enfants à la mamelle. Elle est encore très fréquente jusqu'à deux ans, au point que, chez les enfants âgés de moins de deux ans, on peut prévoir l'apparition de la broncho-pneumonie, même si la coqueluche est d'une intensité peu considérable (Desruelles, Damaschino).

Les saisons froides et humides ont une certaine importance, en favorisant l'apparition de la bronchite *à frigore,* qui peut, à un moment donné, se compliquer de broncho-pneumonie.

Le tempérament n'a pas d'influence sur le développement de la broncho-pneumonie, bien que certains auteurs l'aient déclarée plus fréquente chez les enfants débiles.

Les affections thoraciques antérieures prédisposent à la broncho-pneumonie. Il en est de même des maladies infectieuses intercurrentes, particulièrement de la rougeole. Lorsque la rougeole complique la coqueluche, la broncho-pneumonie est presque fatale (H. Roger).

L'influence du froid, regardée comme incontestable par les anciens auteurs, semble douteuse. Le froid ne paraît agir qu'en favorisant la bronchite, qui peut ultérieurement se compliquer de pneumonie lobulaire.

A quelle période de la coqueluche se développe la broncho-pneumonie ? La broncho-pneumonie est exceptionnelle pendant la première période. On ne l'observe à cette période que chez les enfants nouveau-nés, et encore d'une façon exceptionnelle. C'est pendant la seconde période, alors que les quintes ont leur complet développement, qu'on l'observe presque toujours. Pendant cette période, sa fréquence varie encore suivant l'âge de la maladie. Rare pendant la première semaine, elle se voit surtout pendant la deuxième et pendant

7

la troisième semaine. Plus tard, elle devient beaucoup moins fréquente, et est tout à fait exceptionnelle pendant la dernière période, où elle ne s'observe que d'une manière accidentelle, s'il survient une autre maladie infectieuse, la rougeole notamment.

La broncho-pneumonie de la coqueluche débute, le plus souvent, d'une manière insidieuse. Deux symptômes principaux, la fièvre et la dyspnée, en marquent l'apparition.

La fièvre est généralement intense dès le début. La température, qui est peu élevée dans la coqueluche non compliquée, s'élève considérablement dès le début de la broncho-pneumonie. Le thermomètre marque de 39 à 40° et quelques dixièmes. Le pouls, déjà accéléré dans la coqueluche normale, devient extrêmement rapide. Il n'est pas rare de compter 140 ou 150 pulsations dès le début. En même temps, la peau est chaude et sèche. La figure est rouge et animée. Souvent, les pommettes sont rouges ou violacées.

La dyspnée existe dès les premiers jours. Elle est marquée par le battement des ailes du nez, dont on connaît l'importance comme indice d'une complication thoracique dans les maladies de l'enfance. Le battement des ailes du nez permet parfois de diagnostiquer, avant tout examen, l'existence d'une broncho-pneumonie au début. Il fait prévoir cette complication, quand les lésions pulmonaires, encore centrales, ne sont pas perceptibles à l'examen stéthoscopique.

La dyspnée se manifeste encore par l'élévation du nombre des respirations, toujours considérable, par le gonflement des veines du cou, par le tirage sus et sous-sternal, par la couleur violacée de la face.

La toux prend des caractères spéciaux. L'axiome hippocratique, « febris spasmos solvit », appliqué par Trousseau à la fièvre de la broncho-pneumonie compliquant la coqueluche, n'est pas absolument applicable à la toux et aux quintes. Cependant, si la survenue d'une broncho-pneumonie ne fait pas disparaître les quintes, elle en modifie les caractères. Les quintes sont aussi fréquentes, mais elles sont moins violentes. La toux est beaucoup moins éclatante. Elle devient sourde et étouffée. La reprise sifflante perd ses caractères. Souvent même, elle cesse d'être perceptible (Rilliet et Barthez). Les reprises sont moins nombreuses et moins longues. Au début, la quinte est encore suivie d'expectoration ; en raison de l'adynamie produite par la broncho-pneumonie, le rejet des matières expectorées devient même encore plus difficile. Plus tard, l'expectoration diminue et peut même cesser complètement.

Au début de la broncho-pneumonie, l'examen

physique de la poitrine donne peu de renseignements utiles. Plus tard, on peut percevoir, par la percussion, l'existence de zones de matité et, par l'auscultation, des râles sous-crépitants et du souffle. Les signes physiques constatés dans la broncho-pneumonie de la coqueluche n'ont d'ailleurs rien de spécial. Ils sont tels qu'on les observe dans toute broncho-pneumonie.

L'évolution de la broncho-pneumonie compliquant la coqueluche est généralement rapide. La dyspnée fait des progrès constants jusqu'à la terminaison fatale, qui est la conséquence ordinaire de la broncho-pneumonie de la coqueluche. La mort, généralement rapide, survient au bout de peu de jours.

Quelquefois, cependant, la guérison peut être obtenue quand les lésions ont été purement congestives et caractérisées telles par leur mobilité appréciable à l'examen stéthoscopique.

La broncho-pneumonie de la coqueluche peut se prolonger et devenir chronique. Après quelques jours d'un état aigu, marqué par la fièvre et par la dyspnée, la température baisse ; la convalescence paraît commencer ; mais, après une courte rémission, la température s'élève de nouveau le soir, la dyspnée reparaît et bientôt on assiste au développement des signes cliniques de la broncho-pneumonie chronique.

La broncho-pneumonie chronique de la coqueluche s'accompagne le plus souvent d'une dilatation considérable des bronches, qui lui donne un aspect spécial.

La dilatation des bronches est la cause de véritables vomiques, avec expectoration à odeur gangreneuse. L'état général rappelle celui qu'on observe dans la tuberculose. Les enfants émaciés, profondément cachectiques, ont une dyspnée continue. La fièvre existe tous les soirs.

La mort est la terminaison de la broncho-pneumonie chronique. Elle arrive généralement après plusieurs mois de cachexie.

Quand la broncho-pneumonie évolue dans le sens de la chronicité, la coqueluche cesse de se manifester par ses signes habituels. Les quintes disparaissent. La toux persiste; elle est alors en rapport avec les lésions des bronches dilatées et ne relève plus de la coqueluche.

L'expectoration qui accompagne cette toux diffère de l'expectoration qui suit les quintes. Elle est formée de matières purulentes, à odeur gangreneuse. On trouve dans les matières expectorées des bouchons muqueux, analogues aux bouchons décrits par Dietrich.

La broncho-pneumonie de la coqueluche est comparable, au point de vue anatomique, aux autres variétés de broncho-pneumonies. Toutes les formes anatomiques de la broncho-pneumonie peuvent être observées. La plus fréquente est la forme spléno-pneumonique, telle qu'elle a été décrite dans la thèse d'agrégation de Joffroy.

Kromayer, qui a étudié l'état anatomique des poumons de trois enfants morts de pneumonie lobulaire à la suite de la coqueluche, a décrit des altérations microscopiques intéressantes. D'après cet auteur, on peut observer deux ordres de lésions. Dans un premier groupe, les alvéoles pulmonaires contiennent des cellules rondes et des cellules épithéliales qui se sont détachées. On y trouve du sang et de la fibrine en petite quantité. Les espaces alvéolaires sont élargis ; le tissu conjonctif qui entoure les bronches est peu modifié et ne présente que de rares leucocytes.

Dans un deuxième groupe, les altérations sont plus intéressantes et expliquent le passage fréquent de cette broncho-pneumonie à l'état chronique, ainsi que la dilatation des bronches et la cirrhose pulmonaire qui en est la conséquence. Dans ces broncho-pneumonies, on voit autour des foyers une abondante prolifération du tissu conjonctif péri-bronchique et péri-vasculaire. Les conduits alvéolaires ont leurs parois épaissies. En plus de cette prolifération conjonctive interstitielle, il existe une multiplication des cellules endothéliales de l'alvéole, qui deviennent cubiques et forment des traînées tubulaires ou circulaires. Les bronches sus-lobulaires et intra-lobulaires se remplissent de cellules épithéliales cylindriques, de leucocytes et de produits de sécrétion provenant de l'alvéole.

Les foyers de broncho-pneumonie du second groupe sont les plus nombreux. Kromayer les considère comme caractéristiques de cette variété de broncho-pneumonie.

L'analogie qui existe entre la broncho-pneumonie de la coqueluche et les autres variétés de broncho-pneumonies secondaires, tant au point de vue anatomique qu'au point de vue clinique, autorise à penser qu'elle est due au même micro-organisme pathogène, c'est-à-dire au streptocoque, dont Mosny a montré le rôle prépondérant dans la pathogénie des broncho-pneumonies des maladies infectieuses. On ne peut l'attribuer au microbe considéré comme pathogène de la coqueluche par Afanassiew et Wendt, car ces auteurs n'ont pas trouvé le *bacillus tussis convulsivæ* dans les lésions pulmonaires.

Comme les autres broncho-pneumonies des maladies infectieuses, la broncho-pneumonie de la coqueluche est une broncho-pneumonie secondaire, due à une infection surajoutée. Elle paraît être sous la dépendance du streptocoque, soit que ce microbe provienne de la bouche ou des premières voies aériennes, où il peut exister à l'état normal (Von Besser), soit qu'il provienne de l'air extérieur, où il peut être tenu en suspension, comme l'ont démontré les expériences de Straus et de Wurtz. La présence du streptocoque dans l'air expiré rend compte de la fréquence de la broncho-pneumonie dans les salles d'hôpital, où elle sévit souvent sous forme d'épidémie.

La coqueluche prépare l'organisme à l'infection par le streptocoque. L'infection secondaire peut s'expliquer, suivant Mosny, de plusieurs manières : soit par une action chimique, l'infection primitive modifiant la réaction acide normale du poumon ; soit par une action physiologique, l'infection primitive empêchant le rôle phagocytique des cellules de l'épithélium pulmonaire et des leucocytes ; soit par une action mécanique, en altérant l'épithélium broncho-pulmonaire et en favorisant l'invasion de l'organisme par le streptocoque.

L'envahissement des poumons par le streptocoque est la cause principale des broncho-pneumonies de la coqueluche. Dans quelques cas rares, d'autres micro-organismes interviennent, qui semblent jouer un rôle dans le développement de cette complication, ou tout au moins de quelques-unes de ses variétés. Dans trois cas de broncho-pneumonie, suivis de guérison et développés pendant la coqueluche, Haushalter a constaté, pendant l'évolution de la complication pulmonaire, la présence, dans le sang des malades, du streptocoque *doré*. Ce microbe a fourni des cultures virulentes qui, injectées dans l'appareil circulatoire des lapins, ont déterminé des broncho-pneumonies mortelles.

La broncho-pneumonie de la coqueluche peut amener une série de complications secondaires, qui sont plutôt sous la dépendance de la complication pulmonaire que de la maladie infectieuse primitive. Elles n'ont rien de spécial à la coqueluche. Dans cet ordre d'idée, nous avons déjà mentionné la dilatation chronique des bronches, qui est une conséquence ordinaire de la bronchopneumonie chronique.

La *dilatation aiguë des bronches* est assez fréquente dans la coqueluche. Elle est sous la dépendance de la bronchite concomitante et n'a pas une grande importance au point de vue du pronostic. Elle n'est pas caractérisée par des signes stéthoscopiques spéciaux et n'est souvent qu'une trouvaille d'autopsie. La dilatation bronchique aiguë est ordinairement généralisée.

L'*emphysème* est fréquent dans la coqueluche. Sa présence s'explique facilement dans cette maladie où les secousses de la toux ont une violence qui existe rarement à un degré aussi prononcé dans les autres affections des voies respiratoires.

On l'observe sous les deux formes : d'emphysème alvéolaire et d'emphysème interlobulaire.

L'*emphysème alvéolaire* existe à l'état aigu chez la plupart des coquelucheux. A l'autopsie, on le trouve d'une manière à peu près constante. D'après H. Roger, il disparaît après la guérison de la maladie infectieuse. Suivant Trousseau, il peut persister et évoluer ultérieurement dans le sens de l'emphysème constitutionnel.

L'*emphysème interlobulaire* est beaucoup plus grave. Il peut être limité aux poumons ou se généraliser, gagner le tissu cellulaire du médiastin et devenir appréciable à la région cervicale. Il se manifeste dans cette région par la présence de tumeurs gazeuses, sonores, dont le contenu peut être vidé par une pression douce, qui fait cheminer l'air dans le tissu cellulaire. Cet emphysème s'observe seulement dans les coqueluches graves. Vorthrup l'a vu s'accompagner d'abcès du poumon chez un enfant de deux mois.

On peut rapprocher de cette lésion d'ordre purement mécanique le pneumothorax, qui été observé par H. Roger. Dans l'observation citée par cet auteur, le *pneumothorax* s'était fait d'une manière presque latente. L'épanchement d'air dans la plèvre se résorba lentement, sans causer d'épanchement liquide. Le malade guérit.

La *hernie du poumon* a été signalée par Adler

chez un enfant. Elle s'était produite au niveau de la ligne mamelonnaire, à la hauteur de la sixième côte, où elle apparaissait sous l'apparence d'une tumeur de la grosseur d'une prune. Cette tumeur, évidemment constituée par un pneumocèle, était fluctuante, sonore et changeait de volume dans les mouvements respiratoires. Elle se laissait réduire complètement et donnait lieu à un bruit de crépitation. A l'auscultation de la tumeur, on entendait le bruit vésiculaire.

La *pleurésie* est très rare dans la coqueluche. Elle est le plus souvent la conséquence d'une broncho-pneumonie. Exceptionnellement, elle a été observée pendant la convalescence de la coqueluche, indépendamment de toute complication pulmonaire préexistante.

La pleurésie observée dans la coqueluche est séreuse ou séro-purulente.

La péricardite a été signalée par Racchi, qui a observé un cas de péricardite séro-fibrineuse dans le cours d'une coqueluche compliquée de broncho-pneumonie. Le liquide séro-fibrineux contenu dans la cavité péricardite fut injecté à trois lapins et détermina chez ces animaux de la toux convulsive. Les animaux inoculés infectèrent d'autres animaux, dans les cages voisines. A l'autopsie de quelques-uns de ces animaux, on trouva de la péricardite.

COMPLICATIONS LARYNGÉES

La laryngite catarrhale est fréquente dans la coqueluche, où elle accompagne souvent la bronchite. Rare au début, elle s'observe plutôt pendant la période d'état. Elle est rarement intense ; le plus souvent, elle ne détermine qu'un enrouement passager. Quelques auteurs, frappés par la fréquence des altérations congestives et catarrhales de la muqueuse de la région sus-glottique, du vestibule et des cordes vocales, observées à l'autopsie de coquelucheux, ont fait jouer à la laryngite un rôle important dans la production des quintes. Ce rôle est cependant douteux, car les altérations du larynx, quoique fréquentes, ne sont pas constantes. Dans quelques cas rares, signalés et étudiés par R, Blache, la laryngite de la coqueluche s'accompagne d'infiltration séreuse du tissu cellulaire de la région sus-glottique et donne lieu aux graves accidents de l'œdème de la glotte.

Le vertige laryngé a été observé deux fois par Thermes, chez des vieillards atteints de coqueluche.

De toutes les complications laryngées qui peuvent être observées dans le cours de la coqueluche, la plus grave est le spasme de la glotte. Cet accident formidable a été bien étudié par Du Castel, qui en a publié sept observations. Le fait essentiel du spasme de la glotte, dans la coqueluche, est l'absence de l'inspiration brusque et sifflante. Les secousses de toux ont lieu comme dans les quintes de toux ordinaires; mais l'inspiration, qui, dans les conditions ordinaires, empêche l'asphyxie de se produire, fait défaut chez les malades. L'enfant, épuisé par les secousses de toux, ne reprend pas sa respiration et succombe à l'asphyxie. La suspension de l'inspiration est la cause de l'asphyxie.

Les accès de suffocation dus au spasme de la glotte surviennent le plus souvent dans les quintes de toux. Ils peuvent cependant survenir en dehors de toute quinte convulsive (Du Castel).

Le spasme de la glotte peut amener la mort rapide, presque subite. C'est à cet accident que sont dus presque tous les cas de mort subite observés dans la coqueluche.

Dans un certain nombre de cas, les accidents sont moins graves, et constituent alors une forme atténuée du spasme de la glotte. Dans cette forme, après un arrêt momentané, la respiration reprend et le retour à la vie s'annonce par plusieurs inspirations sifflantes, profondes et saccadées.

A l'autopsie des enfants qui ont succombé au

spasme de la glotte, on constate l'existence d'un emphysème très prononcé, à la fois vésiculaire et interlobulaire, et un état des poumons en rapport avec l'asphyxie. Les ecchymoses pleurales décrites par Tardieu, sont fréquentes.

La mort subite, qui a été attribuée tantôt à une hypersécrétion bronchique excessive, tantôt à une embolie pulmonaire, est due, dans l'immense majorité des cas, aux accidents qu'entraîne le spasme de la glotte. Il y a spasme des muscles constricteurs de la glotte avec contraction persistante des muscles expirateurs.

COMPLICATIONS NERVEUSES

Les plus fréquentes et en même temps les plus graves des complications nerveuses de la coqueluche se présentent sous la forme d'accès d'éclampsie. On connaît la fréquence de l'éclampsie dans les maladies aiguës de l'enfance. Cette complication nerveuse s'explique donc facilement dans la coqueluche, où l'élément spasmodique a un rôle de la plus grande importance.

Le spasme de la glotte dû à une convulsion interne des muscles inspirateurs et des muscles constricteurs de la glotte est une variété d'éclampsie interne. L'éclampsie vraie se manifeste par des convulsions externes. Elle atteint surtout les enfants en bas âge, qui n'ont pas dépassé la troisième année, et s'observe presque exclusivement dans les coqueluches graves. Cette complication est assez rare. Sur 431 cas de coqueluche, H. Roger ne l'a observée que 15 fois.

L'éclampsie se présente dans deux conditions. Le plus souvent, elle se montre quand la coqueluche est compliquée d'une broncho-pneumonie. Elle en marque alors le début.

Plus rarement, elle survient en l'absence de toute complication thoracique.

D'après Rilliet et Barthez, les convulsions sont précédées par quelques phénomènes prémonitoires, consistant en agitation nerveuse ou en assoupissement. Elles sont parfois annoncées par de la céphalalgie (Abercrombie). Enfin, elles peuvent débuter brusquement.

C'est pendant une quinte violente que les convulsions font ordinairement leur apparition. Parfois, mais rarement, elles débutent dans l'intervalle des quintes. Le début brusque, sans signes précurseurs, n'a lieu que quand les convulsions sont en rapport avec une complication pulmonaire.

Les convulsions sont partielles ou générales. Partielles, elles consistent en convulsions toniques et cloniques des muscles de la face ou des membres. Généralisées, elles s'étendent à tous les muscles du corps. Pendant la crise, l'intelligence est momentanément suspendue. L'insensibilité est complète. Dans les cas ordinaires, les convulsions, d'abord toniques, deviennent cloniques dans une deuxième phase. La première crise peut se terminer par la mort, le plus souvent causée par le spasme de la glotte (convulsion interne) qui accompagne les convulsions externes. Quand la mort n'arrive pas dans le premier accès, ce qui est la règle, les convulsions sont suivies d'une phase de coma. Puis, de nouvelles convulsions se montrent bientôt, alternant avec le coma. Cet état d'excitation et de dépression nerveuse se termine généralement par la mort dans un court espace de temps (un, deux ou trois jours). Les enfants succombent généralement dans les vingt-quatre heures qui suivent l'apparition de la première crise (Rilliet et Barthez).

Les convulsions ont pour effet immédiat d'amener certaines modifications de la toux. Les quintes ne sont pas supprimées, mais elles s'espacent. Les secousses expiratoires sont moins bruyantes et moins nombreuses. L'inspiration sifflante cesse de se produire.

Les convulsions sont d'une extrême gravité dans la coqueluche. Lorsqu'elles accompagnent

une complication pulmonaire, telle que la broncho-pneumonie, elles se terminent infailliblement
par la mort dans un très court espace de temps.
Survenues en dehors de toute complication, elles
ont encore un pronostic des plus graves. Elles
entraînent la mort six fois sur sept (Rilliet et
Barthez). Quand elles ne tuent pas par le spasme
de la glotte, elles tuent par l'hypérémie cérébrale,
dont on retrouve les signes évidents à l'autopsie.

L'éclampsie est due à des lésions congestives de
l'encéphale, qui laissent des traces difficilement
appréciables à l'examen anatomique. Elle n'est
pas en rapport avec des lésions organiques, telles
que l'hémorrhagie ou le ramollissement. Quand la
coqueluche détermine des lésions organiques du
cerveau, ces lésions se manifestent par les symptômes ordinaires des lésions en foyer, en particulier par l'hémiplégie (faits de West et de Rad-
cliffe Croker, faits d'hémiplégie droite avec paralysie de l'oculo-moteur gauche et hémiopie transitoire, observés par Silex).

Du côté du système nerveux périphérique,
Moussous et Moebius ont signalé des paralysies
aiguës pendant la convalescence de la coqueluche.
Ces paralysies aiguës sont sous la dépendance
d'une polynévrite aiguë généralisée.

Dans le fait de Moebius, il s'agissait d'un enfant

de trois ans, chez lequel la paralysie débuta six semaines après le commencement de la coqueluche. La paralysie était caractérisée par la difficulté de la marche et par la difficulté de conserver la position assise. Comme dans les paralysies par névrite périphérique, les réflexes rotuliens étaient abolis. La paralysie gagna les muscles des membres supérieurs et les muscles du cou. Les sphincters restèrent normaux. Il n'y eut pas d'atrophie musculaire. L'amélioration fut rapide ; trois semaines après le début des accidents, toute trace de paralysie avait disparu, mais les réflexes tendineux faisaient encore défaut ; ils ne reparurent qu'un mois plus tard.

Organes des sens. — L'*amaurose* a été observée deux fois par Alexander, comme conséquence de la coqueluche. Dans un premier cas, suivi de mort, observé chez un enfant de trois ans, il survint une cécité complète, sans lésions extérieures de l'œil. A l'examen ophthalmoscopique, il n'existait qu'un peu de dilatation de la veine centrale de la rétine. Peu après la cécité, des manifestations cérébrales, avec convulsions des membres du côté droit, se développèrent et emportèrent l'enfant au bout de quinze jours.

Dans un deuxième cas, après quelques prodromes consistant en céphalée et en obscurcissement de la vue, une fille de douze ans, malade de la coqu luche, fut frappée de cécité complète. Les pupilles, dans ce cas, étaient dilatées, immobiles et ne réagissaient plus sous l'influence de la lumière. Alexander constata l'existence d'une double névrite optique, avec gonflement léger des deux papilles, dont les contours avaient perdu leur netteté. Au bout de quelques jours, il y eut une amélioration progressive de la vue et de la névrite optique. Les pupilles réagirent de nouveau à la lumière. Malgré cette amélioration, Alexander, en publiant son observation, n'osait pas se prononcer sur la possibilité d'une guérison définitive.

Alexander explique la production de la cécité : dans le premier cas, par un œdème cérébral localisé entre les tubercules quadrijumeaux et la région occipitale ; dans le deuxième cas, il l'attribue à une névrite optique descendante, consécutive à une méningite de la base, qui aurait guéri.

La cécité aiguë et transitoire a été signalée par Jacoby.

La coqueluche peut amener la *surdité* par un double mécanisme (Falls). Tantôt, la surdité survient après la guérison de la coqueluche. Elle est unilatérale ou double. L'oreille externe et l'oreille moyenne sont indemnes de toute altération appréciable. La surdité est alors la conséquence d'une affection du labyrinthe (Falls). Dans une autre série de faits, il existe de l'otite moyenne suppurée, qui peut ultérieurement se compliquer de lésions de l'oreille interne.

Pour terminer ce qui a trait aux complications nerveuses de la coqueluche, il reste à signaler son influence sur le développement ultérieur d'un certain nombre de maladies du système nerveux, évoluant à longue échéance après la guérison de la maladie.

Les travaux de Pierre Marie sur la pathogénie de quelques affections du système nerveux ont mis en évidence le rôle joué par les infections antérieures dans le développement de ces maladies. D'après les travaux de cet auteur, la sclérose en plaques, l'épilepsie, la sclérose cérébrale, sont souvent la conséquence de maladies infectieuses de l'enfance.

La coqueluche est souvent relevée dans les antécédents des malades atteints de ces affections nerveuses. Il y a donc lieu de tenir compte de son influence pathogénique sur leur développement.

COMPLICATIONS BUCCALES

L'ulcération du frein de la langue peut être l'occasion de quelques complications, tenant à des infections secondaires. Cette ulcération, en contact permanent avec les nombreux microbes de la bouche, peut être infectée par eux. Telle est la pathogénie de la stomatite ulcéreuse simple ou avec ostéite alvéolaire. Parfois, l'ulcération sert de porte d'entrée aux saprophytes qui produisent la gangrène de la bouche, observée à plusieurs reprises pendant le cours ou pendant la convalescence de la coqueluche. Le plus souvent, ces diverses complications buccales sont en rapport avec l'existence d'une ulcération du frein de la langue. Cette ulcération n'est cependant pas indispensable. Une stomatite aphteuse peut se développer pendant la coqueluche, même en l'absence de l'ulcération du frein, et devenir l'occasion de complications de stomatite ulcéreuse ou de gangrène de la bouche.

L'état congestif habituel de la face et la gêne mécanique apportée à la circulation veineuse favorisent singulièrement la production de ces complications.

INFECTIONS SECONDAIRES

Parmi les complications de la coqueluche que nous avons déjà étudiées, beaucoup sont dues à des infections secondaires. La broncho-pneumonie, pour ne citer que la plus fréquente et la plus grave, paraît être manifestement sous la dépendance d'une infection surajoutée.

Les infections secondaires, dont il nous reste à parler, sont purement accidentelles. Elles n'ont rien de spécial à la coqueluche.

La plus importante de ces infections secondaires est la tuberculose, sous l'une quelconque de ses formes.

De tout temps, la tuberculose a été signalée pendant ou après la coqueluche et considérée comme une de ses complications fréquentes; mais le rôle pathogénique de la coqueluche est resté longtemps incertain et diversement interprété. On admet actuellement que la tuberculose est toujours le fait d'une infection secondaire. Elle est la conséquence d'une contagion ultérieure. Dans les hôpitaux d'enfants, où les coquelucheux séjournent au milieu de tuberculeux, la possibilité et la réalité de la contagion sont faciles à comprendre. Les motifs de la contagion ne manquent pas; sa possibilité est évidente.

Les malades des hôpitaux vivent au milieu des bacilles de la tuberculose. Ils sont affaiblis par la coqueluche, épuisés par les vomissements, qui empêchent leur nutrition de se faire dans les conditions normales. Leurs organes respiratoires sont irrités, sinon enflammés. Ils présentent au bacille tuberculeux un terrain tout préparé pour sa germination.

La tuberculose peut se développer pendant le cours d'une coqueluche en voie d'évolution; mais c'est le plus souvent pendant la convalescence qu'on en constate les premiers signes.

Les choses se passent généralement de la manière suivante. L'enfant est au déclin de la coqueluche, lorsque les premiers signes de la tuberculose commencent à se manifester. Dans la majorité des cas, il s'agit d'une tuberculose pulmonaire à forme chronique, dont une fièvre à exaspérations vespérales est le premier signe. S'il n'existait pas auparavant de bronchite, la toux, qui apparaît alors, présente des caractères différents de ceux de la quinte de coqueluche. Cette toux est sèche, non suivie d'expectoration; elle a les caractères

de la toux de bronchite. Les quintes de la coqueluche ne cessent pas complètement, mais elles
deviennent moins violentes et s'espacent notablement. Le processus tuberculeux, en voie d'évolution, atténue l'intensité des quintes et en masque
les caractères. Il a, sur les quintes de coqueluche,
les mêmes effets que la broncho-pneumonie. Les
quintes persistantes sont comme étouffées ; la respiration sifflante cesse d'être entendue.

Plus tard, les quintes disparaissent, en même
temps que les signes de la tuberculose pulmonaire
persistent et s'accentuent. L'enfant guérit de la coqueluche, pendant que la tuberculose continue à
évoluer d'une manière généralement rapide.

La tuberculose pulmonaire à foyers successifs
n'est pas la seule forme observée. Souvent, la tuberculose se manifeste sous la forme de *broncho-
pneumonie tuberculeuse*. Un ou plusieurs lobes
du poumon sont envahis dès le début. La fièvre
est alors intense et continue. La toux est incessante. L'asphyxie fait des progrès rapides. En pareil
cas, la tuberculose évolue à la manière d'une broncho-pneumonie à marche subaiguë. A l'autopsie,
on trouve plusieurs lobes pulmonaires infiltrés de
masses caséeuses, non ramollies, ayant l'aspect
bien connu d'un bloc de fromage de roquefort.
Avec ces masses tuberculeuses si communes dans
l'enfance, et qui rapprochent cette forme de tuber-

culose pulmonaire de la tuberculose expérimentale, il existe presque toujours des tubercules disséminés dans la plupart des organes et particulièrement dans le foie.

On observe encore, à la suite de la coqueluche,
la tuberculose à forme granulique, avec des dépôts
de tubercules miliaires dans la plupart des organes. Cette forme de tuberculose donne plutôt
le tableau clinique de la fièvre typhoïde que celui
d'une affection des voies respiratoires.

La tuberculose méningée a été signalée par
différents auteurs, comme une des formes possibles
de la tuberculose consécutive à la coqueluche.

Les ganglions bronchiques, assez ordinairement
altérés dans la coqueluche, sont souvent les premiers organes dans lesquels se fait le dépôt de
tubercules. En pareil cas, les phénomènes du
début sont ceux de la tuberculose des ganglions
trachéo-bronchiques. D'abord limitée à ces ganglions, la tuberculose envahit bientôt les poumons
ou d'autres viscères et amène la mort par généra-
lisation tuberculeuse.

Jusqu'à présent, nous avons envisagé la tuberculose comme une complication de la coqueluche.
Le cas inverse peut se produire. Les tuberculeux
sont parfois atteints de coqueluche pendant le
cours d'une tuberculose pulmonaire. Quelle est, en
pareil cas, l'influence de la coqueluche sur la tuber-

culose en voie d'évolution? La tuberculose n'empêche pas la production des quintes de coqueluche. Elle les rend toutefois moins caractéristiques, car elle en atténue les symptômes. Les deux maladies évoluent avec leurs signes propres. Dans ces conditions, la coqueluche a souvent pour effet d'accélérer l'évolution de la tuberculose et de lui imprimer une marche rapide.

D'autres maladies infectieuses peuvent également compliquer la coqueluche. Elles sont dues, comme la tuberculose, à une contagion surajoutée. Les associations morbides de la coqueluche avec les maladies infectieuses de l'enfance ont été observées surtout dans les hôpitaux. Elles s'expliquaient facilement par la promiscuité qui a régné longtemps dans les salles d'hôpitaux d'enfants, où séjournaient pêle-mêle des malades atteints de maladies infectieuses diverses. Elles étaient fréquentes alors que les malades atteints de coqueluche, de rougeole, de scarlatine, voire même de diphthérie, étaient soignés par le même personnel et dans la même salle !

Il n'y a, en réalité, rien de mystérieux dans l'association de la coqueluche avec les autres maladies contagieuses. Il n'est pas nécessaire d'invoquer une affinité spéciale du virus de la coqueluche à se combiner avec les virus des autres maladies infectieuses. La contagion permet d'expliquer ces associations morbides. Si la coqueluche se complique assez souvent, à l'hôpital, d'une autre maladie infectieuse, c'est qu'il s'agit d'une maladie de longue durée, nécessitant un séjour de plusieurs semaines dans un milieu infecté. La coqueluche, n'immobilisant pas les enfants dans leur lit, permet des contacts plus fréquents et plus intimes avec les autres malades (H. Roger). La durée du séjour à l'hôpital, la possibilité des contacts, expliquent suffisamment la fréquence des contagions secondaires.

La *rougeole* est la maladie infectieuse qui complique le plus souvent la coqueluche dans les hôpitaux d'enfants. Sur 431 cas de coqueluche, observés à l'hôpital des Enfants, H. Roger en a vu 78 se compliquer de rougeole.

L'association morbide de la coqueluche et de la rougeole a été mentionnée, depuis longtemps déjà, pendant les épidémies de coqueluche. Elle a frappé certains auteurs, au point qu'ils y ont vu une parenté étroite entre les deux maladies. Franck admettait leur identité et leur communauté d'origine.

Germain Sée faisait ressortir, en 1854, les analogies qui existent entre la rougeole et la coqueluche, tant au point de vue de l'évolution et des complications spéciales à ces deux maladies qu'au point de vue de leur coexistence fréquente, et en concluait à une origine commune.

La doctrine de l'identité de la coqueluche et de la rougeole est suffisamment combattue par l'observation clinique. Elle a été définitivement réfutée par les arguments de Rilliet et Barthez, et par ceux de H. Roger.

La rougeole peut précéder la coqueluche ou lui succéder. Le premier cas est le plus ordinaire, mais cela tient seulement à ce que la rougeole, plus fréquente que la coqueluche, plus rapide dans sa marche, plus grave dans ses symptômes, nécessite de plus nombreuses entrées à l'hôpital.

Lorsque la coqueluche se complique de rougeole, les symptômes ordinaires persistent avec l'atténuation ordinaire qui accompagne tout état fébrile intercurrent. Les quintes sont aussi nombreuses, mais plus sourdes et moins violentes. Dans leur intervalle, les enfants ont la toux grasse, ordinaire dans la rougeole, qui s'accompagne toujours de bronchite.

La coqueluche n'a pas d'influence sur les phénomènes éruptifs de la maladie. L'éruption se fait dans ses conditions ordinaires. Elle peut être extrêmement intense.

Ce qu'il y a de vraiment spécial à l'association morbide de la coqueluche avec la rougeole, ce sont les complications broncho-pneumoniques, qui sont pour ainsi dire la règle et qui donnent à cette association une extrême gravité. Deux fois sur trois, la coqueluche associée à la rougeole se complique de broncho-pneumonie ou de bronchite capillaire. Les complications se montrent à toutes les périodes de la maladie. Elles sont le plus souvent précoces. Dans l'épidémie de Genève, de 1847, Rilliet et Barthez ont observé l'invasion de la bronchite capillaire et de la broncho-pneumonie le jour même du début de la période des quintes, à une époque, par conséquent, où ces complications sont exceptionnelles dans la coqueluche non compliquée. Il semble que ces deux maladies, qui portent toutes deux leur principale action sur l'appareil respiratoire, ont pour résultat de combiner leurs effets, et de faciliter ainsi l'invasion des poumons et des bronches par les micro-organismes pathogènes de la broncho-pneumonie.

La *diphthérie* peut s'associer à la coqueluche dans les mêmes conditions que la rougeole, c'est-à-dire par le fait d'une contagion surajoutée. H. Roger a observé cette association morbide vingt-quatre fois à l'hôpital des Enfants. Quatorze fois, la diphthérie eut la forme croupale et se termina neuf fois par la mort. Sur les cinq autres cas guéris, trois furent trachéotomisés. H. Roger pense qu'en pareil cas la coqueluche a plutôt une influence favorable. Les quintes et les vomissements facilitent le détachement mécanique de fausses membranes et agissent comme les vomitifs, dont on faisait autrefois un si grand usage dans le traitement de la diphthérie laryngée.

Sanné, qui a observé quatre fois la complication de la coqueluche par la diphthérie, a vu ses quatre malades mourir de broncho-pneumonie. Il en conclut que la coqueluche compliquant la diphthérie exerce une influence néfaste sur cette maladie.

Lorsque la coqueluche est compliquée de diphthérie, les quintes persistent, mais le sifflement caractéristique ne se produit pas. Les quintes ne rendent pas plus nombreux les accès dyspnéiques du croup (Sanné).

La *scarlatine* peut compliquer également la coqueluche. Sanné a observé onze fois cette complication. D'après H. Roger, la scarlatine bénigne n'influencerait en rien la symptomatologie et l'évolution de la coqueluche.

D'après les observations de Sanné, la scarlatine pourrait être modifiée tantôt par l'absence d'un de ses symptômes capitaux (l'angine a fait défaut dans un cas), tantôt par l'addition de phénomènes anormaux graves, tels que des troubles cérébraux. Sur les onze malades de Sanné, cinq ont succombé. L'invasion de la scarlatine modifie les quintes de toux, dont elle diminue le nombre et l'intensité. Les quintes reprennent après la disparition de l'exanthème scarlati-

neux. L'amélioration peut parfois persister (Sanné).

La variole peut quelquefois compliquer la coqueluche (H. Roger). Si elle est peu grave, s'il s'agit
d'une varioloïde, elle ne modifie pas la coqueluche et ne l'aggrave pas.

FORMES DE LA COQUELUCHE

La coqueluche dont nous avons donné la description est la coqueluche de moyenne intensité, telle qu'elle est observée le plus souvent chez les enfants de trois ans à sept ou huit ans. La coqueluche, même non compliquée, ne se présente pas toujours ainsi à l'observation clinique. Elle est sujette à des variations qui dépendent de l'intensité de la maladie et aussi de l'âge des sujets qui en sont atteints. Il y a lieu d'étudier ces variations suivant l'intensité et suivant l'âge des sujets. Elles sont parfois assez marquées pour donner lieu à des formes spéciales de la coqueluche.

Au point de vue de l'intensité de la maladie, les différents cas de coqueluche peuvent être rangés sous trois catégories. La coqueluche, suivant la division de H. Roger, peut se présenter sous trois formes :

1° Coqueluche légère ou coqueluchette ;

2° Coqueluche moyenne ;

3° Coqueluche intense ou hypercoqueluche.

Ces trois formes ne se différencient que par le nombre et l'intensité des quintes. Elles procèdent toutes trois du même virus pathogène ; elles peuvent être engendrées l'une par l'autre.

La coqueluche la plus légère peut, par contagion, donner lieu à la coqueluche la plus grave, de même que la coqueluche intense peut déterminer une coqueluche très bénigne. Le virus est identique. Les degrés dépendent des conditions de réceptivité qui permettent l'exaltation ou l'atténuation du virus morbide.

La coqueluche moyenne est la plus fréquemment observée en clinique. C'est elle que nous avons prise comme type de notre description.

Qu'on imagine cette même coqueluche avec un nombre plus ou moins considérable de quintes, avec les symptômes secondaires, corrélatifs de la quinte atténuée ou renforcée, et on aura le tableau des autres formes morbides de la maladie.

La *coqueluche légère*, ou *coqueluchette*, est assez rare. Dans cette forme de la coqueluche, les quintes sont peu nombreuses. De vingt à trente, chiffre ordinaire pendant les vingt-quatre heures dans la coqueluche moyenne, les quintes tombent à cinq ou six, quelquefois plus, quelquefois moins.

Dans certains cas, il n'en existe que deux ou trois dans les vingt-quatre heures. Ces quintes sont peu violentes. Quelques-unes ne sont qu'ébauchées et ne se composent que de secousses expiratoires, sans inspiration sifflante. L'expectoration est peu abondante, parfois nulle. Les vomissements sont exceptionnels. Dans l'intervalle des quintes, la santé est bonne. La bronchite fait défaut ; à l'auscultation de la poitrine, il n'existe pas de signes de catarrhe bronchique. La température est normale. Dans cette forme, les complications sont exceptionnelles.

La forme légère de la coqueluche guérit toujours et évolue dans un temps relativement court. Chaque période est écourtée. La période spasmodique est particulièrement courte.

La coqueluche qui prend cette forme est une maladie bénigne. Elle n'occasionne aucun trouble de la santé générale et ne nécessite, par suite, aucune intervention médicale active. Le plus souvent, les enfants ne sont pas gardés à la chambre. Ils continuent à sortir et à prendre part à leurs jeux ordinaires. La bénignité même de la maladie, qui ne nécessite pas une surveillance assidue, a souvent pour effet d'en faciliter la dissémination dans l'entourage du malade. Cette forme est la plus dangereuse au point de vue de la diffusion de la coqueluche.

La *coqueluche grave*, ou *hypercoqueluche*, est
la forme de la maladie dans laquelle les quintes
arrivent à leur maximum de fréquence et d'intensité. Dans cette forme, on note un nombre
considérable de quintes : quatre-vingts et plus
dans les vingt-quatre heures. Les quintes ne sont
pas seulement nombreuses ; elles sont aussi très
intenses et très longues. Chaque fois qu'elles
se produisent, on croit assister à un véritable accès
de suffocation. Pendant ces quintes, la face est
violacée, les yeux injectés font saillie en dehors
de l'orbite, les extrémités sont froides. Souvent, le
sang sort des narines et des oreilles, ou apparaît
sous forme d'ecchymoses dans le tissu cellulaire
sous-conjonctival. Les vomissements sont constants et se renouvellent à chaque accès.

Les quintes sont tellement rapprochées que
l'hématose, interrompue pendant leur durée, ne
peut se faire complètement dans leur intervalle.
Aussi la gêne de la respiration est permanente.
Chez certains malades, l'asphyxie progresse d'une
manière ininterrompue et finit par amener la
mort, en l'absence de toute complication.

L'hypercoqueluche s'accompagne toujours de
phénomènes généraux graves. La température
est constamment élevée, le pouls est d'une rapidité
excessive, la dyspnée est extrême. A l'auscultation,
on note l'existence d'une bronchite généralisée,

étendue aux ramifications bronchiques de petit
calibre. Cette forme grave de la coqueluche se
termine le plus souvent par la mort. La terminaison fatale peut être due à l'asphyxie progressive.
Quelquefois, elle est la conséquence de l'inanition
causée par des vomissements incessants, renou-
velés à toute tentative d'alimentation.

Enfin, la mort peut être due aux complications
qui sont ordinaires dans cette forme. C'est, en
effet, surtout dans la coqueluche grave qu'on voit
se développer la broncho-pneumonie, ou apparaître les convulsions dont le pronostic est presque
toujours fatal.

Malgré ces nombreuses causes de mort, la
coqueluche grave peut cependant se terminer par
la guérison, si l'enfant est particulièrement robuste.
Lorsqu'elle se termine favorablement, cette coqueluche est toujours de longue durée ; elle est sujette à des rechutes nombreuses pendant la convalescence. Elle laisse fréquemment à sa suite
des lésions d'emphysème ou de dilatation bronchique. C'est surtout après cette coqueluche que,
longtemps après la guérison, les enfants gardent
une prédisposition à la toux quinteuse, qui reparaît à l'occasion d'une bronchite accidentelle ou
d'une maladie quelconque des voies respiratoires.

La coqueluche suivant les âges. — D'une manière générale, la gravité de la coqueluche est en

raison inverse de l'âge des malades. Plus le sujet est jeune, plus la coqueluche est grave. Au point de vue de l'âge, la coqueluche des enfants à la mamelle est la plus grave de toutes, autant en raison de l'intensité qu'elle revêt ordinairement dans les premiers mois de la vie qu'en raison de la moindre résistance des sujets qu'elle frappe.

Chez les enfants nouveau-nés, la coqueluche a généralement un début rapide. La première période est notablement écourtée. Les quintes font rapidement leur apparition. Elles sont violentes et répétées dès les premiers jours. La fièvre est constante. Presque toujours, la maladie se complique de broncho-pneumonie et a une terminaison fatale.

La difficulté de l'alimentation aggrave encore le pronostic de la coqueluche chez les nouveau-nés. Toute tentative d'allaitement a pour effet de déterminer une quinte ; aussi les enfants refusent instinctivement de prendre le sein. Dans la plupart des cas, on est obligé de recourir à l'alimentation forcée. Ce genre d'alimentation nécessite de grands ménagements, car l'introduction de la sonde, souvent même d'une simple cuiller, suffit pour ramener les quintes.

Dans les premiers jours de la vie, le pronostic de la coqueluche est absolument grave. Les enfants frappés au moment de leur naissance succombent presque fatalement.

La *coqueluche des adultes* est généralement bénigne. Suivant H. Roger, c'est à la coqueluche des adultes que s'applique la description de la coqueluche légère ou coqueluchette. La coqueluche des adultes diffère de la coqueluche des enfants par les modifications que subissent les quintes. Ces modifications sont en rapport avec la structure différente du larynx. La largeur relative de l'orifice glottique rend la contraction de la glotte incomplète. Aussi, les quintes de coqueluche se composent uniquement de secousses expiratoires, généralement espacées et entrecoupées par des intervalles de repos. L'inspiration sifflante, qui est due, chez les enfants, au passage de l'air par la fente glottique rétrécie, fait défaut. Les matières expectorées sont expulsées lentement ; elles ne sont pas vomies comme dans l'enfance. La toux de la coqueluche des adultes rappelle la toux des tuberculeux dont les ganglions trachéo-bronchiques sont hypertrophiés.

La coqueluche des adultes ne s'accompagne pas de phénomènes généraux. Rarement, elle est assez grave pour imposer le séjour à la chambre. Elle s'accompagne presque constamment de bronchite. Aussi, avec des quintes, peu nombreuses et modifiées dans leur expression clinique, il existe presque toujours une toux qui a les caractères de

la toux de bronchite. Les complications sont absolument exceptionnelles.

Malgré sa bénignité, la coqueluche des adultes
dure généralement longtemps. Sa durée est presque toujours de plusieurs mois.

PRONOSTIC DE LA COQUELUCHE

La gravité de la coqueluche est en raison directe du nombre des quintes. Lorsque les quintes, peu nombreuses, ne dépassent pas dix ou quinze dans les vingt-quatre heures, la guérison est presque certaine. La mort est exceptionnelle dans ces conditions. Lorsque les quintes sont très nombreuses, quand elles dépassent soixante-dix ou quatre-vingts dans les vingt-quatre heures, la coqueluche est extrêmement grave et se termine le plus souvent par la mort. Trousseau disait que la mort était certaine lorsque les quintes atteignaient le chiffre de soixante. Ce pronostic est trop rigoureux, car H. Roger a cité des exemples de guérison dans ces conditions. Néanmoins, lorsque les quintes ont cette fréquence, la coqueluche a la plus grande gravité et est suivie de mort dans la grande majorité des cas.

Au point de vue de la répartition des coque-

luches graves et des coqueluches légères, on peut
admettre qu'un quart des coqueluches est intense,
avec plus de quarante à cinquante quintes ; un
autre quart se compose des coqueluches légères,
avec un nombre de quintes inférieur à quinze
dans les vingt-quatre heures. La moitié des
coqueluches a une intensité moyenne, avec un
nombre de quintes variant entre quinze et trente.
Les coqueluches moyennes sont donc les plus fréquentes ; elles se terminent ordinairement par la
guérison. Quand elles entraînent une terminaison
fatale, la mort est le fait d'une complication.

L'âge est une condition de la plus haute importance au point de vue du pronostic. Dans la première enfance, au-dessous d'un an, la coqueluche
est extrêmement grave pour les raisons que nous
avons déjà indiquées. A cet âge, la coqueluche
est presque toujours intense ; sa gravité est encore
exagérée par la faiblesse des sujets et par les
difficultés de l'alimentation.

Dans la seconde année, la coqueluche est encore
assez fréquemment terminée par la mort. Après
la troisième année, les coqueluches moyennes
dominent, jusqu'à huit ou neuf ans. Plus tard,
la coqueluche devint bénigne et guérit presque
toujours.

Le milieu où on observe joue un rôle d'une grande
importance dans l'appréciation du pronostic. A l'hô-

pital, la coqueluche est beaucoup plus grave que dans la pratique de la ville. La gravité de la coqueluche dans les hôpitaux tient à la réunion de toutes les causes d'infection secondaire, qui ont une si grande importance dans la genèse des complications. En ville, l'enfant échappe aux infections secondaires et a beaucoup plus de chances de guérison.

La coqueluche paraît plus grave dans certains pays (dans les pays du Nord en particulier) que dans les pays tempérés, et surtout que dans les pays chauds. Au Groënland, la coqueluche serait une des principales causes de la mortalité (H. Roger).

Nous avons vu que le quart environ des coqueluches se rapporte à des coqueluches graves, presque toujours terminées par la mort. D'autre part, des coqueluches, moyennes comme intensité, peuvent entraîner la mort par le fait d'une complication. On peut donc en conclure que 35 à 40 0/0 des coqueluches observées à l'hôpital se terminent par la mort. Ce chiffre est d'accord avec celui donné par H. Roger, qui, sur 423 cas de coqueluche, observés dans son service de l'hôpital des Enfants Malades, a observé 142 cas de mort.

Les chiffres que donne cet auteur sont intéressants à relever, car ils montrent bien l'influence de l'âge sur le pronostic.

Sur 424 cas, H. Roger a vu :

16 cas observés entre 0 et 2 ans se terminer 11 fois par la mort ;

106 cas entre 2 et 3 ans, avec 64 morts ;

85 cas à 3 ans, avec 31 morts ;

77 cas à 4 ans, avec 35 morts ;

63 cas à 5 ans, avec 15 morts ;

77 cas entre 6 ans et 14 ans, avec 19 morts.

De 9 ans à 13 ans, pas un seul cas de mort.

Quelle est la cause de la mort dans la coqueluche ?

Dans quelques cas rares, la mort peut être subite. Comme l'a montré Du Castel, elle est alors due à un spasme de la glotte, par convulsion des muscles constricteurs de cet orifice. La plupart des cas de mort subite observés dans la coqueluche ont ce spasme pour origine. Cependant, quelques-uns ne relèvent pas de cet accident. La cause de la mort est alors difficile à expliquer. Certains auteurs l'ont attribuée à un trouble fonctionnel du pneumogastrique.

Quelquefois, la mort est causée par l'asphyxie progressive ; ce fait s'observe quand les quintes nombreuses et rapprochées entraînent une gêne permanente de la respiration et ne permettent pas à l'hématose de se faire dans ses conditions normales.

Exceptionnellement, les troubles digestifs, les vomissements incessants, répétés à toute tentative d'alimentation, amènent la mort par inanition progressive.

Le plus souvent, la terminaison fatale est due à une complication. En tête des complications mortelles, figurent les broncho-pneumonies sous leurs diverses formes.

La broncho-pneumonie est presque toujours fatale et tue rapidement. Assez souvent, elle passe à l'état chronique, avec un pronostic aussi redoutable, mais à plus longue échéance.

L'éclampsie, assez rare, a un pronostic presque absolument fatal et entraîne dans un bref délai la mort des enfants.

Il faut rapprocher de l'éclampsie, due à la congestion encéphalique, l'hémorrhagie méningée ou cérébrale, à laquelle sont dus quelques cas de mort.

Les autres cas de mort sont le fait de maladies surajoutées, développées par contagion pendant la coqueluche. Telle est la tuberculose, sous l'une quelconque de ses formes, qui s'observe trop fréquemment chez les enfants soignés dans les hôpitaux. Cette complication sévit surtout chez les enfants débiles, lymphatiques ou scrofuleux, prédisposés par l'hérédité ou par la faiblesse de l'organisme.

Le pronostic de la coqueluche ne doit pas être seulement considéré au point de vue de l'évolution immédiate de la maladie. Il doit être encore envisagé au point de vue de l'avenir. La coqueluche peut, en effet, déterminer des lésions qui évoluent lentement et ne se manifestent qu'à longue échéance.

Une des suites possibles de la coqueluche est l'emphysème vésiculaire. Cet emphysème existe pendant la durée de la maladie. Il peut guérir et guérit le plus souvent. Dans quelques cas, il persiste, s'aggrave d'année en année et aboutit finalement à l'emphysème constitutionnel, avec toutes ses conséquences : accès d'asthme, toux et dypsnée permanentes, terminaison par asystolie. Un certain nombre d'emphysèmes de l'âge adulte, attribués à l'arthritisme, ne reconnaissent probablement pas d'autre cause qu'une coqueluche de l'enfance, guérie depuis longtemps, mais ayant laissé une lésion pulmonaire, qui s'est aggravée d'année en année.

La dilatation chronique des bronches peut également avoir pour point de départ une coqueluche ancienne.

DIAGNOSTIC DE LA COQUELUCHE

La crise de toux convulsive qui constitue la quinte a des caractères tellement nets, qu'il suffit le plus souvent d'entendre une quinte de coqueluche pour en reconnaître la nature. Le doute n'est possible que dans des circonstances exceptionnelles. Le diagnostic de la coqueluche se borne donc, le plus souvent, à savoir reconnaître les quintes.

La difficulté du diagnostic de la coqueluche varie considérablement suivant les diverses périodes de la maladie. Pendant la première période, le diagnostic est presque impossible. En effet, à ce moment, la quinte, symptôme pathognomonique de la coqueluche, fait encore défaut. La maladie peut être soupçonnée, mais ne peut être affirmée.

L'enfant présente, à cette période, les signes ordinaires du catarrhe bronchique d'intensité moyenne. Les signes généraux n'ont rien de spécial, bien qu'on ait affirmé à tort que, dans le catarrhe initial de la coqueluche, la fièvre était plus intense et surtout plus persistante que dans le catarrhe simple *à frigore*, et que la dyspnée était également plus marquée. En réalité, les signes généraux ne sont pas caractéristiques. Le plus souvent, pendant la première période de la coqueluche, l'état général est identique à celui qu'on observe dans la bronchite simple. Parfois même, les symptômes généraux sont moins graves que dans cette maladie ; le plus ordinairement, il est imposible d'établir un diagnostic précis pendant plusieurs jours.

Cependant, même en l'absence de signes positifs, une raison d'ordre étiologique permet quelquefois de diagnostiquer la coqueluche à son début : c'est la notion positive d'une contagion antérieure. On peut prévoir la maladie avec une certaine assurance quand on voit apparaître de la toux chez un enfant vivant dans un milieu où sévit la coqueluche, à la condition, bien entendu, que cet enfant n'en ait pas été lui-même atteint antérieurement.

A la fin de la première période, la toux, sans être encore pathognomonique, prend certains caractères qui peuvent donner l'éveil. D'abord, elle devient plus fréquente le soir et pendant la nuit. Dans certains cas et à certains moments, la toux devient très pénible et très fatigante ; elle est formée d'une série de secousses expiratoires comme la toux qui accompagne l'expulsion des corps étrangers qui ont pénétré dans les voies respiratoires.

Parfois, caractère plus important, cette toux saccadée s'accompagne de temps en temps d'une ébauche d'inspiration sifflante.

Ainsi constituée, cette toux précède de peu de temps la toux véritablement quinteuse. Elle annonce le début de la deuxième période.

A la deuxième période, si le médecin assiste à une quinte, s'il entend les secousses expiratoires, l'inspiration sifflante, s'il voit l'expectoration suivre et terminer la crise, le diagnostic s'impose. Aucune autre maladie ne pourrait déterminer une quinte avec de tels caractères.

En effet, les quintes de toux qu'on observe parfois dans la bronchite simple ne sont jamais aussi longues ni aussi intenses. Elles ne s'accompagnent pas d'inspiration sifflante et ne sont pas suivies d'expectoration, au moins chez les enfants.

L'expectoration qui suit les quintes de coqueluche a la plus grande importance au point de vue du diagnostic. La coqueluche est, en effet, presque la seule maladie de l'enfance qui donne lieu à de l'expectoration.

L'expectoration est parfois très abondante et

pourrait induire en erreur en faisant croire à l'existence d'une vomique due à une pleurésie purulente
ou à un abcès pulmonaire ouvert dans les bronches.
On évitera cette erreur en se rappelant que l'expectoration de la vomique est composée de pus
verdâtre et liquide, alors que l'expectoration de
la coqueluche est formée de matières filantes,
difficiles à détacher, simulant une émulsion de
gomme. En plus des caractères différents de
l'expectoration, les vomiques pleurales ou pulmonaires surviennent après une maladie à évolution
toute différente et s'accompagnent de signes stéthoscopiques qu'on ne trouve pas dans la coqueluche.

Les vomiques, en rapport avec la dilatation chronique des bronches, peuvent également donner
lieu à des quintes, dont on diagnostiquera l'origine par les caractères des matières expectorées
ainsi que par les signes stéthoscopiques et l'évolution de la maladie.

Les quintes dues à des vomiques ne sont jamais
aussi fréquentes que les quintes de coqueluche.
On en compte rarement plus de trois ou quatre
dans les vingt-quatre heures.

Les quintes dues à l'adénopathie trachéo-bronchique sont plus difficiles à reconnaître. On
sait que ces quintes s'observent surtout chez les
tuberculeux, dont les ganglions trachéo-bronchiques, devenus caséeux, sont hypertrophiés.

Toutes les tumeurs du médiastin peuvent déterminer des quintes de toux par un mécanisme analogue à celui de l'adénopathie trachéo-bronchique, c'est-à-dire par la compression et l'irritation des nerfs pneumogastriques.

Dans l'enfance, la tuberculisation des ganglions du médiastin n'est pas rare Comme il s'agit d'une maladie à évolution lente, avec fièvre vespérale ; comme les quintes qu'elle détermine sont souvent suivies de vomissements, le tableau clinique peut être fort analogue à celui de la coqueluche.

La tuberculisation des ganglions trachéo-bronchiques se reconnaîtra à ce que la toux ne se manifeste pas seulement par des quintes. Dans l'intervalle des quintes, on entend une toux sèche, qui n'existe pas dans la coqueluche non compliquée.

L'expectoration est nulle ou, si elle existe par moments (ce qui est exceptionnel), elle n'a pas les mêmes caractères que dans la coqueluche. S'il y a expectoration, on pourra retrouver le bacille de la tuberculose dans les matières expectorées. La tuberculose pulmonaire accompagne enfin fréquemment la tuberculose des ganglions du médiastin et donne lieu à des signes stéthoscopiques, faciles à reconnaître.

De plus, l'état général diffère considérablement dans la tuberculose ganglionnaire. La diarrhée est fréquente. Il y a une émaciation du visage, toute différente de la bouffissure observée dans la coqueluche. La fièvre est constante.

En résumé, l'audition de la quinte permet, dans la plupart des cas, d'en fixer l'origine.

Mais souvent les quintes sont espacées et le médecin peut ne pas les entendre, pendant ses premières visites. Aussi, dans les cas douteux, on peut essayer de les provoquer à l'aide de certains procédés. On peut faire courir l'enfant. On peut encore faire ouvrir la bouche et chatouiller la gorge avec le doigt ou avec les barbes d'une plume. Un moyen simple, qui réussit assez souvent, consiste à déshabiller l'enfant et à exposer la poitrine nue à l'air de la chambre. Parfois, un simple chatouillement de la peau suffit pour amener la quinte. Souvent il suffit de faire boire une gorgée d'un liquide froid. Rarement, ces moyens échouent. Cependant, si la coqueluche est légère, ils peuvent ne pas déterminer de quintes. On est alors obligé de s'en rapporter aux récits des parents ou des gardes. Souvent, la description faite par des parents expérimentés est assez exacte pour qu'on puisse faire un diagnostic précis. Si les parents disent spontanément que l'enfant crache après les quintes, ce renseignement a une grande valeur. Il en est de même des épistaxis pendant ou après la quinte. Toutefois, il est bon de n'admettre qu'avec réserve les descriptions faites par l'entourage du malade;

il faut les contrôler par la recherche des signes révélateurs de la coqueluche.

Parmi les signes révélateurs, les plus importants sont : la bouffissure de la face, la congestion habituelle des veines du cou et de la figure, l'existence de l'ulcération du frein de la langue chez les enfants qui ont des dents. La notion d'une contagion possible, les modifications d'une toux ordinaire en toux quinteuse pourront mettre sur la voie du diagnostic. Malgré tout, la solution du problème est souvent impossible pendant les premiers jours de la deuxième période. Plus tard, il serait bien étonnant que le médecin n'assistât pas à une quinte, qui lèverait tous les doutes.

Il arrive parfois que, dans un milieu où règne la coqueluche, des enfants indemnes de la maladie se mettent à tousser par quintes, après avoir entendu des coquelucheux tousser de cette manière. H. Roger dit avoir été témoin de faits de ce genre, dans lesquels il lui fut, d'ailleurs, facile de découvrir la simulation. Les quintes par imitation existent cependant. Elles s'expliquent sans qu'il soit nécessaire d'invoquer une contagion nerveuse, analogue à celle qu'on observe dans les épidémies de tétanie qui frappent souvent toute une réunion d'enfants. On sait combien les enfants sont suggestionnables ; souvent, leur instinct d'imitation les pousse à imiter des boiteries, des tics ou des mouvements convulsifs. Les quintes par imitation rentrent dans cette catégorie. Ce sont des quintes par suggestion, qui peuvent en imposer pour des quintes de coqueluche. Le diagnostic en est cependant facile. En effet, les quintes par imitation se développent dans des conditions spéciales. L'expectoration fait défaut ; de plus, en séparant les enfants, on voit cesser les quintes rapidement.

La coqueluche étant diagnostiquée, il reste à déterminer son intensité et sa forme, et à s'assurer s'il existe ou non des complications. L'intensité de la coqueluche sera mesurée par le nombre de quintes, que les parents devront compter et marquer au fur et à mesure de leur production. La numération des quintes sera le seul moyen de savoir si la maladie augmente, reste stationnaire ou diminue. Elle permettra également de juger l'effet du traitement institué.

Nous avons suffisamment étudié les complications pour n'avoir pas à revenir sur les signes qui les caractérisent et permettent de les diagnostiquer. Nous rappellerons seulement que c'est en suivant la marche de la température, en pratiquant chaque jour l'examen de la poitrine, en observant attentivement l'état général, qu'on pourra prévoir le début de la plupart des complications et souvent aussi en prévenir le développement.

ANATOMIE PATHOLOGIQUE

La coqueluche ne détermine pas de lésions organiques caractéristiques. A l'autopsie des sujets qui succombent dans le cours de cette maladie, on constate l'existence de lésions nombreuses, mais ces lésions sont d'ordre divers et relèvent presque toujours de complications.

La coqueluche n'a pas de lésion spécifique, comparable à la pustule de variole dans la variole, à la fausse membrane dans la diphthérie, à la plaque érysipélateuse dans l'érysipèle, etc., etc.

En l'absence de lésions spécifiques, l'anatomie pathologique de la coqueluche doit se borner à signaler les principales lésions trouvées à l'autopsie. Parmi ces lésions, la plupart n'ont qu'une importance secondaire. Quelques-unes cependant sont assez fréquentes pour qu'on ait pu leur faire jouer un rôle capital.

De tout temps, les observateurs se sont efforcés

de mettre en évidence les lésions qu'ils consi-
déraient comme caractéristiques de la coqueluche. Suivant qu'ils étaient frappés par l'élément
nerveux ou par l'élément respiratoire, ils ont
cherché dans le système nerveux ou dans l'appareil
respiratoire des altérations pouvant être consi-
dérées comme spécifiques.

Le système nerveux a été incriminé par Desruelles, Copland, Kilian, Breschet, etc.

Desruelles attribuait la coqueluche à une lésion
de l'encéphale et considérait cette maladie comme
une broncho-céphalite.

Copland en plaçait le siège dans la moelle allongée, qu'il disait avoir trouvée congestionnée ou
enflammée.

Sanders, tout en admettant le rôle joué par la
moelle allongée, croyait possible de localiser plus
exactement la lésion initiale et l'attribuait à l'hypérémie des nerfs pneumogastriques à leur origine.

Kilian soutenait également que le nerf pneumogastrique était constamment altéré dans la coqueluche. Il déclarait l'avoir trouvé congestionné
dans quinze autopsies ; avec l'hypérémie du nerf,
il disait avoir vu le névrilème enflammé et
épaissi. Les lésions n'étaient pas localisées à
l'origine du nerf. Elles étaient étendues à tout le
tronc, et particulièrement visibles dans la portion
thoracique.

Pour ces auteurs, les lésions essentielles de la coqueluche consistaient dans des altérations du système nerveux, central ou périphérique. Les lésions peu marquées étaient de nature congestive.

Les lésions du système nerveux sont, en réalité, peu caractéristiques. Elles peuvent manquer dans un grand nombre d'autopsies. D'autre part, quand elles existent, elles sont peu marquées. Enfin, elles n'ont pas été vérifiées par l'examen microscopique, qui seul pourrait permettre de leur assurer leur valeur réelle.

La prétendue hypérémie nerveuse, sans examen microscopique du nerf, a perdu toute importance dans l'état actuel de la science. On sait, en effet, que les changements de coloration qui la caractérisent à l'autopsie sont plus souvent l'effet des phénomènes de la putréfaction que causées par des lésions ayant existé pendant la vie.

Un grand nombre d'auteurs, attribuant une importance prédominante à l'élément catarrhal de la coqueluche, ont placé les lésions caractéristiques dans les voies respiratoires.

Pour Marcus, Watt, Gendrin, Niemeyer, Beau, les lésions des voies respiratoires seraient constantes.

Elles occuperaient de préférence les voies respiratoires supérieures, et particulièrement le larynx. Le larynx, la trachée et les bronches présenteraient une hypérémie considérable, accompagnée de catarrhe plus ou moins intense. Les lésions catarrhales occuperaient, d'ailleurs, des sièges très variables. Pour Beau, elles siégeraient presque exclusivement au niveau de la muqueuse sus-laryngienne. La théorie de cet auteur peut être résumée de la manière suivante : la muqueuse sus-laryngienne, atteinte de phlegmasie, sécrète un mucus plus ou moins abondant, dont l'abondance est en rapport avec l'intensité de la coqueluche. Ce mucus, descendant par gouttelettes des parois du vestibule, tombe sur la glotte. Arrivé sur la muqueuse qui tapisse les lèvres de cet orifice, il détermine le réflexe et la contraction spasmodique qui constituent la quinte.

Le catarrhe des voies respiratoires supérieures existe fréquemment. Il a été constaté par Parrot et par d'autres observateurs pendant la vie, à l'aide de l'examen laryngoscopique. On peut objecter qu'il n'est pas constant. Il ne pourrait d'ailleurs être considéré comme la lésion caractéristique de la coqueluche, car il n'a rien de spécial et peut s'observer dans d'autres formes de laryngo-pharyngite, qui ne s'accompagnent pas de quintes.

En fait, l'hypérémie de la muqueuse du larynx, de la trachée et des bronches est une lésion ordinaire dans la coqueluche. Elle existe toutes les fois qu'il y a bronchite concomitante.

L'hypérémie est d'ailleurs fréquente dans la coqueluche. Elle peut être notée dans la plupart des organes, dans le cerveau, dans les reins, dans le foie, sur la muqueuse du tube digestif ; l'hypérémie est ordinaire et s'accompagne parfois du gonflement des plaques de Peyer. Cette lésion est en rapport avec la nature infectieuse de la maladie ; elle est également la conséquence de la gêne de la circulation veineuse.

L'hypérémie peut aller jusqu'à la rupture vasculaire et amener des hémorrhagies. D'après Copland, les plaques de Peyer, d'abord hypérémiées, pourraient suppurer et s'ulcérer.

L'hypérémie est la lésion dominante de la coqueluche, comme de toutes les maladies infectieuses.

Avec l'hypérémie générale, il faut signaler, en raison de leur fréquence, un certain nombre de lésions secondaires, en rapport avec des complications. L'appareil respiratoire est le plus fréquemment atteint ; la bronchite, l'emphysème, la dilatation des bronches, sont ordinaires. Dans les formes communes, la dilatation des bronches est aiguë et disparaît avec la maladie. Quelquefois cependant, elle persiste si elle est due à une broncho-pneumonie à forme chronique.

La broncho-pneumonie est fréquemment notée.

Le plus souvent, elle a la forme spléno-pneumonique. Toutes les formes peuvent cependant
être observées.

La broncho-pneumonie s'accompagne quelquefois d'inflammation pleurale, avec ou sans épanchement. L'hypertrophie des ganglions trachéo-bronchiques est fréquente, même dans les coqueluches
non compliquées de broncho-pneumonie. Elle
est assez souvent constatée pour que Guéneau de
Mussy l'ait considérée comme la cause des quintes
de coqueluche. L'adénopathie trachéo-bronchique
a des degrés variables. Elle est tantôt légère, et
tantôt extrêmement prononcée. Le plus souvent,
l'hypertrophie est simple. Les ganglions sont
volumineux et rouges, leur tissu est dur, sans
trace de ramollissement. Quelquefois, les ganglions sont ramollis et caséeux ; il s'agit alors
d'une coqueluche compliquée de tuberculose.

L'adénopathie trachéo-bronchique paraît en
rapport avec la bronchite. Elle manque dans
la coqueluche simple, sans inflammation de la
muqueuse trachéale et bronchique.

En dehors de l'appareil respiratoire, les organes
présentent peu de lésions importantes. La plupart
des altérations signalées dans le foie, dans les
reins et dans les autres organes relèvent de l'hypérémie et paraissent être la conséquence de lésions
infectieuses.

En résumé, quand on fait l'autopsie d'un sujet qui a succombé à la coqueluche, on trouve le plus ordinairement une hypérémie des muqueuses laryngiennes, trachéales et bronchiques.

La muqueuse des bronches a une coloration rouge foncé. Parfois, cette membrane est épaisse et œdématiée. Elle sécrète un mucus abondant. Les petites bronches sont dilatées et remplies de muco-pus.

Les poumons sont presque toujours augmentés de volume. Ils sont emphysémateux, particulièrement au niveau des lobes supérieurs. Le plus souvent, ils présentent des lésions manifestes de broncho-pneumonie, avec une congestion intense, plus ou moins généralisée.

Les ganglions trachéo-bronchiques sont généralement augmentés de volume.

Avec ces lésions broncho-pulmonaires, il existe des signes de congestion veineuse généralisée, portant sur tout le système veineux et appréciables dans tous les organes.

On voit que ces lésions n'ont rien de caractéristique ; elles sont telles qu'on les observe dans toute maladie infectieuse. Ce qui est particulier à la coqueluche, c'est la fréquence de la bronchopneumonie et l'hypérémie des voies respiratoires. Ces lésions sont insuffisantes pour faire le diagnostic anatomique de la coqueluche.

NATURE DE LA COQUELUCHE

De nombreuses théories ont été émises sur la nature de la coqueluche.

Leur énumération serait fastidieuse, car beaucoup d'entre elles n'ont qu'un intérêt historique. Pour la commodité de l'étude, on peut les diviser en trois groupes. Suivant que les auteurs ont été frappés par la prédominance de tel ou tel élément de la coqueluche, celle-ci a été considérée, soit comme une névrose, soit comme une affection catarrhale, soit comme une maladie infectieuse.

La théorie qui fait de la coqueluche une affection nerveuse s'appuie sur le caractère spasmodique des quintes et sur les lésions nerveuses qui ont été signalées dans quelques autopsies.

On peut objecter à cette théorie que les lésions du système nerveux sont inconstantes et font même souvent défaut. Leur siège et leur nature sont variables. Les phénomènes nerveux sont évidents dans la coqueluche; mais, quelle que soit leur importance, ils ne doivent pas en faire négliger les autres éléments. Ils n'expliquent ni l'évolution, ni l'absence de récidive, ni la contagiosité qui n'existe pas dans les simples névroses.

L'élément catarrhal est le fait dominant de la coqueluche pour les auteurs qui en font un simple catarrhe inflammatoire de la muqueuse des voies aériennes. La théorie de Beau et de Gendrin est la plus célèbre des théories inflammatoires, qui sont passibles des mêmes objections que la théorie nerveuse. Elle n'explique ni l'évolution, ni la contagiosité. En comparant la coqueluche à une laryngo-bronchite, on ne peut expliquer les quintes qui ne se montrent jamais dans la laryngite, ni dans la bronchite simple. On n'explique pas pourquoi la coqueluche s'accompagne de quintes spéciales, caractéristiques, alors que ni la laryngite, ni la bronchite vulgaire ne s'accompagnent pas de toux spasmodique comparable.

Pour arriver à une notion satisfaisante de la nature de la coqueluche, il est indispensable de tenir compte, avant tout, de ce fait capital que la coqueluche est une maladie contagieuse. La contagiosité de la coqueluche la place indubitablement dans le groupe des maladies infectieuses dues à un virus animé, capable de se propager et de vivre dans des conditions de milieu approprié. Grâce à ce caractère, la coqueluche a sa place à côté de la rougeole, de la scarlatine, de la variole, de la fièvre typhoïde, etc., maladies dont elle se rapproche encore par ce fait, que l'organisme qui a été impressionné une première fois par son virus est préservé contre une atteinte ultérieure.

La coqueluche, maladie infectieuse, manque, à vrai dire, de symptômes spécifiques analogues aux éruptions des fièvres exanthématiques et à l'éruption des taches roses lenticulaires de la fièvre typhoïde. L'ulcération sublinguale, considérée à tort par Delthil comme spéciale à la coqueluche, n'est, en effet, qu'un phénomène banal, sans caractère de spécificité.

La quinte est le symptôme vraiment spécial de la coqueluche. Son importance est telle qu'on peut affirmer que le virus de la coqueluche se localise particulièrement dans les voies respiratoires et porte son action, par l'intermédiaire de la muqueuse aérienne, sur les ramifications nerveuses des bronches et du larynx. Le virus, agissant par une action spéciale sur les organes respiratoires, amène les troubles fonctionnels qui se traduisent, en clinique, par la toux quinteuse et par l'hypersécrétion bronchique.

Le virus coqueluchial paraît avoir une action spéciale sur les nerfs, particulièrement sur le pneumogastrique et sur ses branches. De cette action dérive la triade de la quinte : la toux spasmodique, l'hypersécrétion bronchique et les vomissements. Le virus de la coqueluche, comme celui du zona, porte son action sur les nerfs. L'infection microbienne spéciale du système nerveux broncho-pulmonaire, l'infection par un virus, vraisemblablement microbien, la localisation de l'action de ce virus sur le pneumogastrique et ses branches, telle paraît être la cause de la maladie. Les complications sont des infections surajoutées, n'ayant rien de spécial à la coqueluche ; elles atteignent de préférence les bronches et les poumons, en raison de l'état de moindre résistance du système nerveux pulmonaire, préalablement influencé par le virus.

Dans les théories sur la nature de la coqueluche, nous devons une mention spéciale à la théorie de Guéneau de Mussy. D'après cet auteur, la coqueluche devrait ses symptômes spéciaux à l'hypertrophie des ganglions du médiastin. La quinte serait causée par l'irritation des filets du pneumo-gastrique comprimé par ces ganglions. On peut objecter à cette théorie que l'hypertrophie n'est pas constante et qu'elle existe dans d'autres maladies qui ne s'accompagnent pas des symptômes spéciaux de la quinte.

TRAITEMENT DE LA COQUELUCHE

Le meilleur traitement de la coqueluche est, encore actuellement, le traitement symptomatique. Il n'y a pas de médication spécifique qui fasse disparaître les quintes ou abrège fatalement la durée de la maladie.

La médecine n'est cependant pas impuissante en présence de la coqueluche. Il existe un certain nombre d'agents thérapeutiques qui permettent d'agir efficacement sur certains symptômes et d'influencer favorablement la marche de la maladie.

Avant d'aborder l'étude du traitement général de la coqueluche et de ses différents symptômes, il est nécessaire de dire quelques mots de sa prophylaxie. La coqueluche étant une maladie évitable, il faut savoir comment on peut l'éviter.

Prophylaxie de la coqueluche. — La contagion de la coqueluche peut être directe et s'opérer d'un malade à un individu sain. Elle peut être indirecte et se faire par un intermédiaire.

Les règles de la prophylaxie relatives à la contagion directe sont simples. Il faut empêcher d'une manière absolue les contacts entre les coquelucheux et les individus sains. On se rappellera qu'un contact, même extrêmement court, parfois de quelques minutes seulement, suffit pour la contagion. La durée du contact n'a pas d'importance. Il est seulement nécessaire que le coquelucheux ait une quinte pendant sa durée. Comme il est à peu près certain que le germe est contenu dans les produits de l'expectoration, il faudra surveiller l'enfant pendant la quinte et le faire cracher dans un vase contenant un liquide désinfectant, tel que l'acide phénique fort ou le permanganate de potasse, en solution à 2 pour 1000.

Contagion indirecte. — La contagion indirecte est celle qui s'opère par des intermédiaires.

Quand la coqueluche frappe un enfant dans une famille, les parents non atteints de coqueluche peuvent-ils, sans crainte de porter avec eux le germe de la maladie, aller visiter d'autres enfants vivant dans une autre maison? Un médecin donnant des soins à un coquelucheux a-t-il à redouter d'en porter le germe à d'autres enfants qu'il va visiter après le premier?

La contagion indirecte effectuée dans ces conditions est admise par Joseph Franck et par Rosen. H. Roger cite un fait, que nous avons rapporté, où la contagion indirecte fut certaine.

La contagion indirecte par les personnes saines est possible, quoique exceptionnelle. Il est donc nécessaire de recommander aux personnes qui soignent un enfant coquelucheux d'éviter de voir d'autres enfants. L'interdiction est surtout nécessaire quand il s'agit de la contamination possible d'enfants nouveau-nés, car la coqueluche qui leur serait transmise serait une maladie particulièrement grave en raison de leur âge. Quand il s'agit d'enfants d'une même famille que les parents se refusent à cesser de voir, quand une raison sérieuse, telle qu'une maladie frappant les enfants séparés, légitime ces visites, il convient alors de prendre les mesures que doivent prendre les médecins traitant des coquelucheux. Les vêtements doivent être changés. La figure, la chevelure, les mains seront lavées avec une solution de sublimé à 50 centigrammes par litre. Pour les médecins, le mieux sera de déposer au domicile du coquelucheux un vêtement, qu'ils revêtiront pour approcher le malade et qu'ils quitteront une fois la visite terminée.

Il sera bon, autant que possible, de sortir quelque temps au grand air avant d'aller faire une visite à d'autres coquelucheux.

La contagion indirecte par les vêtements et la literie n'est encore démontrée par aucun fait positif. Elle doit cependant être regardée comme possible, la contagion par des personnes saines la rendant fort probable. Il faudra donc, après la fin de la coqueluche et avant d'autoriser la rentrée des enfants qui n'ont pas été atteints au domicile familial, faire désinfecter les meubles, les vêtements et le local.

Durée de la contagiosité. — La coqueluche doit être considérée comme contagieuse tant qu'il y a des quintes. Pendant la convalescence, si les quintes persistent encore, quoique très rares, la contagion est encore à craindre. On peut cependant admettre qu'elle est douteuse, improbable même, si les quintes de la troisième période ne s'accompagnent plus d'expectoration. La coqueluche guérie, si l'ancien coquelucheux tousse encore par quintes à l'occasion d'une bronchite ou d'une maladie aiguë, la contagion n'est plus à craindre.

Traitement général de la coqueluche. — Le traitement idéal de la coqueluche serait celui qui détruirait l'agent infectieux ou empêcherait sa germination dans l'économie, sans que le malade puisse avoir à souffrir de son emploi.

Ce traitement idéal n'existe pas. Il n'y a pas de médication spécifique qui puisse être dirigée avec certitude de succès contre l'agent infectieux de la coqueluche. De nombreux essais ont été faits dans cette voie, mais ils ont été infructueux jusqu'à ce jour. Un grand nombre d'agents thérapeutiques ont paru, pendant quelque temps, encourager les tentatives des expérimentateurs. Mais les succès obtenus ont été éphémères. Beaucoup de médicaments ont été proposés ; la plupart sont oubliés actuellement. Cependant, il en est un certain nombre qui peuvent rendre de réels services et méritent d'être rappelés.

La coqueluche est constituée par trois éléments : infectieux, catarrhal et spasmodique. Chacun de ces éléments doit être l'objet de l'attention du médecin. A chacun d'eux correspond une indication thérapeutique.

Thérapeutique de l'élément infectieux. — La *quinine* a été fréquemment employée dans le traitement de la coqueluche, tantôt donnée à l'intérieur, tantôt administrée en injections hypodermiques.

Elle a été vantée par Campbell et par Bing. Hubner l'a essayée chez douze enfants, et a vu la durée de la maladie abrégée dans trois cas; cinq fois les quintes ont été moins violentes.

Les sels de quinine les plus employés sont le sulfate et le tannate de quinine. La dose est généralement de 1 décigramme par année et de 1 centigramme par mois.

La quinine, qui a l'inconvénient de fatiguer l'estomac, peut être administrée avec avantage en lavement, sous forme de chlorhydrate ou de valérianate de quinine. Si l'on adopte cette manière d'administrer le médicament, on peut prescrire le lavement suivant :

> Valérianate de quinine, *n* décigrammes suivant l'âge.
> Infusion de valériane, 100 grammes.

Pour que le lavement soit gardé, on aura soin de prescrire, un quart d'heure avant le lavement médicamenteux, un lavement d'eau simple, pour débarrasser l'intestin.

Le *salicylate de soude* a été préconisé par Hubnier, qui lu attribue la propriété d'abréger la maladie et d'influencer favorablement la violence des quintes.

Ce médicament est donné à la dose de 50 centigrammes jusqu'à un an, et de 1 gramme d'un an à quatre ans. Passé cet âge, la dose est de 2 grammes. Le salicylate de soude pourra être administré dissous dans une infusion sucrée de polygala ou d'eucalyptus.

Les enfants l'accepteront volontiers dans du sirop de groseille ou de cerise, additionné d'eau gazeuse.

La *résorcine*, conseillée par Moncorvo (de Rio-de-Janeiro), a été employée par cet auteur sous forme de badigeonnages de l'orifice du larynx avec une solution de résorcine à 1/100.

L'*acide phénique* a été donné à l'intérieur par Sulkling, Macdonald et Simpson. Simpson, qui a soigné 240 coquelucheux avec l'acide phénique sous forme de potion, dit n'avoir pas eu un seul cas de mort. C'est surtout à l'extérieur, en pulvérisations avec le pulvérisateur ou avec le spray, que l'acide phénique a été employé.

Le *thym* a été conseillé par Neavius sous forme d'infusion (10 grammes de thym pour 70 grammes d'eau; journellement, 8 à 12 cuillerées de cette infusion). Neavius affirme qu'avec ce médicament la coqueluche a toujours cédé dans l'espace de quinze jours, sans qu'il soit survenu de complications. Ces succès sont attribués par Neavius à l'action antiseptique du thymol.

Le *thymol* a été employé par Bouchut et par Poulet.

L'*acide borique* a été préconisé par Halloway et Michael en insufflations nasales. Halloway fait des insufflations de 15 centigrammes d'acide borique toutes les trois heures. Vingt-quatre malades, dont deux avaient une pneumonie, ont été traités par cette méthode et ont guéri. La durée de la maladie a varié de quatorze jours à trois semaines.

Les insufflations de poudres antiseptiques ont donné, entre les mains de Moizard et de Cartaz, des résultats remarquables, contrôlés et confirmés par d'Heilly. La plupart des antiseptiques ont été employés sous cette form e. Michael a employé l'iodoforme, l'acide salicylique, l'acide borique mélangé à des poudres inertes. Cinquante sujets parvenus du troisième au quatrième mois ont eu :

6 huit jours de maladie ;

8 trois jours ;

29 ont été améliorés dès le début.

Berriat a traité de cette manière dix cas de coqueluche, et a eu :

2 guérisons en 14 jours ;

6 guérisons en 20 jours ;

1 guérison en 24 jours ;

1 guérison en 32 jours.

Cette médication a paru à Berriat avoir une influence manifeste sur les vomissements.

Guerder a traité trente cas de coqueluche par les insufflations nasales d'un mélange d'acide borique et de café torréfié, pratiquées deux fois par jour. Dix-sept enfants traités ainsi exclusivement ont eu une diminution rapide des quintes et ont guéri en peu de jours, sans aucune complication.

Le mélange suivant est employé par Moizard :

Salicylate de bismuth............ ꜟ ää 5 grammes.
Benjoin........................ ꜟ
Sulfate de quinine...............　1 gramme.

Ce mélange, pulvérisé de trois à cinq fois par jour, a donné à Moizard d'excellents résultats. Il a amené une diminution remarquable des quintes, dès le lendemain même de l'application du traitement. En même temps, les vomissements se sont arrêtés complètement.

Les pulvérisations se font facilement avec un insufflateur à poire, ou même avec un tube de verre. Elles peuvent être faites avec avantage avec l'insufflateur employé pour les pansements à l'iodoforme.

Les insufflations faites dans le but de détruire l'agent de la coqueluche, dont l'habitat supposé est le nez, s'accompagnent avec avantage de pulvérisations de liquides antiseptiques sur la muqueuse du pharynx et du larynx.

Les inhalations térébenthinées ou eucalyptolées, les fumigations d'acide sulfureux répondent à cette indication.

On a employé quelquefois les inhalations d'oxygène chargé d'eucalyptol, de gaïacol ou de créosote, avec l'appareil employé pour le traitement de la tuberculose pulmonaire.

Les substances antiseptiques employées en inhalations donnent souvent de bons résultats. Elles sont inoffensives et elles répondent à une idée rationnelle. C'est à cette idée que répondaient les essais thérapeutiques de Commenge, qui proposait de traiter les coquelucheux par les émanations des usines à gaz.

Traitement de l'élément catarrhal. — Dans le traitement de la coqueluche par les antiseptiques, on se propose de combattre la cause même de la maladie. Ce traitement, qui est le seul rationnel, n'a malheureusement pas encore donné de résultats complètement satisfaisants.

De plus, la médication ne semble pas influencer l'élément catarrhal et inflammatoire qui existe dans beaucoup de coqueluches.

Cet élément catarrhal doit être combattu, car il joue un rôle important dans le développement des complications pulmonaires qui font la gravité de la coqueluche.

Pour combattre cet élément, deux moyens sont à notre disposition : les vomitifs et les médicaments qui agissent sur les sécrétions bronchiques.

Les vomitifs sont employés depuis longtemps dans le traitement de la coqueluche. Bien administrés, ils donnent de bons résultats et constituent encore le traitement de choix de l'élément catarrhal. Il est peu vraisemblable qu'ils modifient la sécrétion bronchique; mais il est certain qu'ils favorisent mécaniquement l'expulsion des mucosités, dont la présence dans les bronches est une des causes de la quinte. Donnés à intervalles rapprochés, les vomitifs permettent l'évacuation mécanique des mucosités bronchiques et diminuent le nombre et l'intensité des quintes. Pour que les vomitifs aient une action réellement efficace, il faut que leur action soit peu prolongée et qu'elle soit répétée. Ils doivent être donnés quand l'estomac est vide, c'est-à-dire un certain temps après les repas, et de préférence le matin.

On peut objecter que, s'il existe des vomissements répétés, les vomitifs n'ont plus de raison d'être. Il n'en est rien, car les vomissements spontanés amènent le rejet des aliments et des mucosités gastriques, rarement le rejet de mucosités bronchiques.

Les vomitifs à effet déprimant, tels que l'émétique, le sulfate de cuivre, l'apomorphine, doivent être rejetés, en raison de leur action déprimante.

Le vomitif universellement conseillé et adopté est l'ipécacuana.

L'ipécacuana, pour répondre au but thérapeutique recherché, sera donné à faibles doses, sous forme de sirop d'ipéca. On le donnera de préférence tous les jours, ou plutôt tous les deux jours, le matin à jeun.

Chez les tout jeunes enfants âgés de moins d'un an, le sirop d'ipéca suffit. Ces enfants prendront deux ou trois cuillerées à café du médicament. S'il est nécessaire, la dose sera augmentée jusqu'à ce qu'il se produise un ou deux vomissements.

Chez les enfants plus âgés, on ajoutera au sirop d'ipéca 1 décigramme de poudre d'ipéca jusqu'à deux ans, puis 2 décigrammes et 3 décigrammes pour les enfants de quatre ans et plus. Chez les enfants de cet âge, une cuillerée à soupe de sirop d'ipéca remplacera la cuillerée à café donnée aux enfants plus jeunes.

L'*oxyde blanc d'antimoine*, en raison de ses propriétés expectorantes, peut être donné, à défaut de l'ipéca, chez les enfants dont on redoute la susceptibilité gastrique. On pourra l'administrer, suivant la méthode de Trousseau, dans un looch blanc, dont on donnera une cuillerée à soupe toutes les deux heures.

La formule de Trousseau était la suivante :

    Oxyde blanc d'antimoine...... Jusqu'à 1 gramme.
    Looch blanc... ....   150 grammes

On pourra administrer encore l'oxyde d'antimoine mélangé à l'eau de laurier-cerise, dans la formule suivante :

    Oxyde blanc d'antimoine........... 50 centigrammes.
    Eau de laurier-cerise.............   1 gramme.
    Infusion d'eucalyptus ou d'hysope. 100   —
    Sirop de tolu.....................   50   —

1 cuillerée à soupe toutes les deux heures. Enfin, on pourra diviser une dose de 50 centi-

grammes en 10 paquets et donner chaque paquet dans une petite tasse d'une infusion de polygala ou de menthe.

En même temps que, par les vomitifs, on s'efforcera de faciliter l'expulsion des mucosités, on cherchera à diminuer les sécrétions bronchiques à l'aide des médicaments qui ont la réputation de diminuer ces sécrétions.

Les médicaments qui remplissent cette indication sont : la térébenthine, l'eucalyptus, la sève de pin, etc., que, chez des enfants, on donnera avec avantage sous forme de sirop servant à sucrer une infusion chaude

Si la coqueluche s'accompagnait d'une hypersécrétion considérable, il y aurait lieu de donner la créosote, le gaïacol, l'eucalyptol, sous forme de gouttes (2 à 3), comme dans la formule suivante :

Créosote...............................	II gouttes.
Eau...................................	90 grammes.
Eau de fleurs d'oranger................	30 —
Essence de citron......................	II gouttes.

(Pécholier.)

Toutefois, vu l'âcreté du goût de ces médicaments, il y aurait plutôt avantage à les donner en inhalations.

Traitement de l'élément spasmodique. — La troisième indication à remplir dans le traitement général de la coqueluche consiste à combattre l'élément spasmodique pour diminuer le nombre et l'intensité des quintes.

La *belladone* a été considérée pendant longtemps comme le médicament qui répond le mieux à cette indication. Son efficacité paraissait telle à Hufeland qu'il la regardait comme le spécifique de la coqueluche. Trousseau en vantait les effets, qu'il disait presque infaillibles. Sans admettre complètement l'opinion de ces auteurs, on peut considérer la belladone comme un antispasmodique excellent qui donne de bons résultats dans le traitement de la coqueluche. Nous l'avons presque toujours employée avec succès.

La belladone peut être administrée en pilules et en poudre, ou sous forme de teinture, de sirop et de potion.

La dose d'extrait de belladone donné en pilules est de 1/2 centigramme jusqu'à un an, de 1 centigramme jusqu'à deux ans. Passé cet âge, on donne 2 centigrammes en deux fois.

On peut prescrire la formule suivante :

Extrait de belladone............... 10 centigrammes.
Extrait de valériane............
Oxyde de zinc.................. } ãã 2 grammes.

Pour 20 pilules.

1, 2 ou 3 pilules, suivant les âges.

La poudre de belladone est donnée seule ou mélangée à une infusion quelconque. La dose varie de 3 à 8 centigrammes, suivant les âges, dans une des formules suivantes :

```
Poudre de racine de belladone..   4 à 8 centigrammes.
Sucre...............................   25      —
```

Pour une prise.

```
Extrait de belladone.............   5 à 20 centigrammes.
Sucre..............................   5 grammes.
```

Pour dix prises.

Administré en potion, l'extrait de belladone peut être prescrit avec une des formules suivantes :

```
Extrait de belladone...........   2 à 5  centigrammes.
Eau de laurier-cerise..........   1  gramme.
Julep..........................   10     —
```

1 cuillerée toutes les deux heures.

```
Teinture de belladone..............   1 gramme.
Sirop simple.......................   20     —
Eau de tilleul.....................   130    —
```

A donner par cuillerées.

```
Extrait de belladone..............   5 centigrammes.
Extrait de ciguë..................   2      —
Tannin pur........................   30     —
Infusion de séné..................   60 grammes.
Eau de fenouil....................   30     —
Sirop de guimauve.................   25     —
```

(BOUCHUT.)

A donner par demi-cuillerée à soupe toutes les deux heures.

Enfin, le sirop de belladone à la dose de 5 à 10 grammes est pris facilement, soit simple, soit avec une infusion aromatique quelconque.

D'autres médicaments peuvent encore influencer favorablement les quintes. L'opium a été recommandé et a donné de bons résultats entre les mains de quelques observateurs. Son emploi ne paraît cependant pas recommandable, en raison de la susceptibilité des enfants à l'égard de ce médicament.

Le chloral a été essayé à plusieurs reprises. D'après Hubner, il peut abréger les quintes et les rendre moins violentes. On pourra prescrire ce médicament sous forme d'un sirop renfermant 1 gramme de chloral par cuillerée à soupe, à donner en plusieurs fois dans les vingt-quatre heures. Le chloral que nous avons vu employer méthodiquement par notre maître Joffroy, à l'hôpital des Enfants Malades, semble diminuer manifestement le nombre des quintes. Les relevés graphiques du nombre des quintes relevées avant et après l'administration du médicament le montrent d'une manière certaine. Malheureusement, le chloral donne parfois des éruptions abondantes de taches d'un rouge livide, couvrant de larges étendues de peau, qui en nécessitent la suppression. De plus, il est souvent mal toléré par l'estomac.

Le bromure de potassium paraît n'avoir pas

d'action sur les quintes. Telle est du moins l'opinion de Hubner, qui n'en a obtenu aucun résultat.

Le bromoforme a été employé par Stepp. Avec une dose de 3 à 6 gouttes de ce médicament, les vomissements cesseraient rapidement. Les quintes deviendraient plus rares et moins intenses. La guérison surviendrait dans l'espace de deux à quatre semaines.

Le chloroforme a été introduit par H. Roger dans la thérapeutique de la coqueluche. Cet auteur en donnait de 6 à 40 gouttes dans une potion gommeuse prise en vingt-quatre heures. Il commençait par 6 gouttes et augmentait de 2 gouttes chaque jour. Chez les malades qui avaient pris du chloroforme, les quintes de toux diminuaient généralement d'un tiers au bout de huit jours.

Le chloroforme a été encore employé en inhalations. Schilling a traité soixante-deux coqueluches par des inhalations de chloroforme et d'eau chloroformée, et affirme n'avoir pas eu d'insuccès.

Le chlorhydrate de cocaïne a été employé de diverses manières. Wintraub l'a donné à l'intérieur dans une potion. Le plus souvent, ce médicament a été prescrit en usage externe. Il a donné des succès à Forster, Emmet-Halt, Labric, Barbillion et d'Heilly.

Labric et Barbillion prescrivent des badigeonnages sur le pharynx, le larynx et les amygdales avec une solution de chlorhydrate de cocaïne à 5 0/0. Ces badigeonnages diminuent le nombre des quintes et suppriment les vomissements.

Prior recommande les badigeonnages cocaïnés du larynx avec une solution à 15 0/0.

Emmet-Halt emploie la cocaïne en inhalations. Il fait respirer 10 gouttes d'une solution à 6 0/0 dans du chloroforme et dit obtenir un arrêt immédiat des quintes.

D'Heilly badigeonne l'isthme du gosier et, immédiatement après, l'orifice laryngé avec une solution à 5 0/0. Il déclare que ces badigeonnages diminuent constamment l'intensité des quintes, peut-être aussi leur nombre et suppriment les vomissements.

Les auteurs qui redouteraient ces badigeonnages pourraient, à l'exemple de Forster, faire des pulvérisations avec le spray cocaïne

L'emploi de l'antipyrine a été conseillé par Genser, Geffrier, Sonnenberg, Griffits, etc. Ce médicament, expérimenté sur une vaste échelle par Legroux et par Dubousquet-Laborderie, jouit actuellement d'une grande faveur dans le traitement de la coqueluche.

Dubousquet-Laborderie dit l'avoir vu réussir près de deux cents fois sur trois cents cas de coqueluche.

Les auteurs qui préconisent l'antipyrine disent qu'administré dès le début de la période spasmodique à des doses variant de 50 centigrammes à 2 grammes, ce médicament diminue rapidement le nombre des quintes. Il peut même les suspendre, au moins momentanément, mais elles reprennent dès que l'usage du médicament est cessé.

Nous avons eu l'occasion d'employer plusieurs fois l'antipyrine dans le traitement de la coqueluche. Les doses ont été de 1 gramme (de six mois à un an), de 2 grammes jusqu'à trois ans, et de 3 grammes à partir de trois ans. Les résultats nous ont paru généralement satisfaisants. L'antipyrine a diminué le nombre des quintes d'un tiers dans la plupart des cas. Jamais elle ne les a supprimées complètement. Dans deux cas de coqueluche grave, avec vomissements abondants, son effet a été nul sur les vomissements.

Notre expérience, qui a porté sur quinze cas, nous a montré que l'action de l'antipyrine était réelle, mais qu'elle n'était pas supérieure à celle de la belladone.

Ce médicament est cependant recommandable, car il est généralement bien toléré et son innocuité est complète. Il donne de bons résultats, bien qu'à notre avis il ne puisse être considéré comme un médicament spécifique, ayant toute la valeur que certains auteurs lui ont attribuée.

TRAITEMENT DES SYMPTOMES
HYGIÈNE GÉNÉRALE

Dans le chapitre précédent, nous avons eu en vue le traitement général de la coqueluche. Nous avons passé en revue les médications qui ont pour but de combattre la maladie elle-même et d'en abréger la durée. Il nous reste à étudier le traitement de chaque période et de chaque symptôme pris en particulier.

A la première période, les phénomènes de catarrhe existent seuls. Pendant cette période, le diagnostic est encore impossible, sauf dans certaines conditions spéciales d'observation. Comme les enfants ne présentent que des symptômes de bronchite, le seul traitement applicable est celui du catarrhe bronchique. Le meilleur traitement de toute affection de ce genre est, chez les enfants, le traitement par les expectorants et les vomitifs, qui doit être celui de la coqueluche à la première période. Les enfants seront soumis à l'usage des vomitifs donnés sous forme d'ipéca tous les jours ou tous les deux jours. En même temps, on prescrira une potion béchique, destinée à calmer l'irritation des organes respiratoires. Ce traitement symptomatique est le seul rationnel, car il n'existe pas de traitement pouvant arrêter l'évolution de la coqueluche. La coqueluche, même à la première période, ne peut être enrayée.

Si, pour des raisons spéciales, il est à craindre que la bronchite soit le début de cette période d'une coqueluche, on peut dès lors commencer avec avantage le traitement antiseptique par les pulvérisations et les inhalations, et donner à l'intérieur le sulfate de quinine ou, de préférence, l'antipyrine.

Pendant la première période, l'enfant doit être gardé à la chambre, comme dans toute bronchite.

Pendant la deuxième période, les quintes dominent la situation. Il faut s'efforcer d'en prévenir l'augmentation et d'en diminuer l'intensité par les moyens ordinaires du traitement général de la coqueluche. Parmi ces moyens, les pulvérisations de poudres antiseptiques, les badigeonnages de solutions cocaïnées, l'administration de l'antipyrine, de la belladone et du sulfate de quinine trouvent leurs indications.

Le traitement spécial de la quinte mérite une attention particulière. Il faudra tout d'abord s'efforcer d'en éloigner les causes les plus ordinaires. Pour cela, l'enfant sera soustrait aux émotions, si faciles à son âge; il lui sera interdit de se livrer à des jeux violents, il ne devra pas passer brusquement d'un milieu à température élevée à l'air frais de l'extérieur, etc., etc. Une fois la quinte commencée, l'enfant prend instinctivement les positions qui facilitent, pendant cette crise, la mise en action des muscles respiratoires accessoires. On devra l'aider en lui fournissant les points d'appui nécessaires.

Souvent, la quinte est prolongée par la difficulté que les enfants éprouvent à expulser les matières glaireuses de l'expectoration. Il convient alors de débarrasser la bouche et la gorge des mucosités qui les remplissent à l'aide du doigt introduit dans la bouche ou à l'aide d'un pinceau promené sur le pharynx.

Quand les quintes sont très fortes, on se trouve bien de faire respirer un peu de chloroforme ou d'éther. Chez un enfant dont les quintes étaient extrêmement violentes, nous nous sommes bien trouvé de faire respirer quelques gouttes d'iodure d'éthyle. L'inhalation d'une dizaine de gouttes diminuait l'intensité des quintes.

Quelquefois, une simple excitation mécanique

suffit pour atténuer la violence du spasme. Kurt affirme avoir enrayé des quintes de coqueluche en excitant la muqueuse de la conjonctive ou des fosses nasales avec les barbes d'une plume d'oie, chargées ou non d'un mélange de quinine et de sucre ou d'antipyrine. Kurt attribue à un réflexe du trijumeau sur le pneumogastrique cet effet de l'excitation mécanique des muqueuses oculaire et nasale produisant un phénomène d'arrêt dans les mouvements spasmodiques qui caractérisent la quinte.

Les vomissements, qui accompagnent si souvent les quintes et peuvent également se produire en dehors d'elles, doivent être combattus en raison des troubles profonds de la nutrition qu'ils peuvent déterminer. Quand ils sont purement mécaniques, il est utile de donner les aliments immédiatement après les quintes, afin qu'ils puissent être digérés et absorbés avant la quinte suivante. Les aliments seront très nourrissants sous un petit volume et consisteront en purées de viande, en œufs, etc. Les potages seront proscrits. Les liquides seront donnés en petite quantité. Dans un certain nombre de cas, la poudre de viande sera employée utilement. Le café, que Guyot avait préconisé contre la coqueluche, trouve son indication contre les vomissements. Les aliments paraissent mieux tolérés quand le repas est suivi de l'absorption d'une petite quantité de café (une cuillerée à dessert après chaque prise d'aliments). Enfin, les repas seront nombreux et chaque fois peu abondants. L'enfant prendra fréquemment, et de préférence après les quintes, quelques grammes d'aliments solides.

Quand les vomissements sont très fréquents et surviennent après tous les repas, la nutrition languit, l'enfant s'affaiblit et dépérit.

L'alimentation par la sonde œsophagienne est alors souvent nécessaire. La sonde doit être employée prudemment. Elle doit être introduite avec douceur, car son introduction peut provoquer des quintes. Tout en usant de ce moyen, on peut ordonner des lavements nutritifs renfermant des œufs, de la poudre de viande alcalinisée, des peptones assimilables, etc.

Chez les tous jeunes enfants qui se refusent à prendre le sein, on sera souvent obligé de recourir à l'alimentation par la sonde, au gavage ou aux lavements de lait.

Pendant la deuxième période de la coqueluche, les malades peuvent-ils sortir sans inconvénient, ou doivent-ils garder la chambre? Dans les coqueluches graves, le séjour à la chambre s'impose absolument. Dans les coqueluches moyennes, certains médecins autorisent les sorties faites dans de bonnes conditions, c'est-à-dire au milieu de la journée, quand la température est favorable. A notre avis, il est préférable de ne pas autoriser les sorties, car l'expérience a démontré qu'elles favorisaient les complications de bronchite et de broncho-pneumonie. Dans plusieurs cas, nous avons pu nous assurer qu'elles augmentaient le nombre de quintes.

Dans les coqueluches légères et dans les coqueluches à quintes manifestement et depuis long-temps déjà décroissantes, le séjour à la chambre est moins nécessaire. Les promenades peuvent être permises, à la condition qu'elles soient faites dans de bonnes conditions et qu'elles soient de courte durée.

A la troisième période, le traitement de la coqueluche qui finit n'est plus en question. Il s'agit de combattre l'affaiblissement causé par la maladie.

Lorsque la coqueluche a été légère, si l'enfant est vigoureux et bien constitué, il suffit de prescrire un régime tonique et réparateur. Il faut, de plus, mettre en garde contre les refroidissements qui pourraient amener une bronchite et seraient une cause de rechute ou de réapparition des quintes. Avant de faire cesser l'isolement et d'autoriser la rentrée au domicile familial des enfants qui n'ont pas été atteints par la maladie, il sera indispensable de prescrire les désinfections nécessaires des locaux et des vêtements.

Si la coqueluche a sévi sur des enfants délicats, prédisposés aux catarrhes bronchiques, ou sur des enfants lymphatiques ou scrofuleux, la convalescence doit être surveillée attentivement. Les fortifiants sous toutes les formes (huile de foie de morue, iodure de fer, etc.) trouvent alors leur indication.

Parfois, la troisième période se prolonge anormalement. La période aiguë de la coqueluche est finie, mais il persiste des quintes rares, qui ne veulent pas céder définitivement. Quelquefois même il existe encore du catarrhe bronchique, qui peut remettre tout en question et avoir comme conséquence la survenue tardive possible, quoique très rare, d'une complication de broncho-pneumonie. Dans ces formes de coqueluche traînante, les préparations arsénicales sous forme de granules de Dioscoride (1 ou 2 par jour), de liqueur de Fowler (à la dose de 4 à 6 gouttes par jour), de solution d'arséniate de soude (1/2 cuillerée à café d'une solution de 5 centigrammes d'arséniate de soude dans 200 à 300 grammes d'eau mélangée à du lait), ont souvent une réelle efficacité.

Contre les coqueluches à persistance anormale, on a souvent et fort à propos conseillé le changement de résidence. Ce moyen empirique est fréquemment suivi de succès. Les indications d'un changement d'air doivent toutefois être précisées.

Le changement de résidence est inutile, il pourrait même être dangereux à la deuxième période. A la troisième période, il est utile, à la condition qu'il ait sa raison d'être. C'est ainsi qu'en été on se trouvera bien de faire abandonner la ville, pour envoyer le coquelucheux convalescent dans une campagne salubre, bien abritée des vents et non suspecte d'humidité. En hiver, on conseillera un climat tempéré (les bords de la Méditerranée), le climat de Pau ou des Pyrénées-Orientales (Amélie-les-Bains), par exemple.

La plupart des auteurs conseillent ces changements de résidence et citent des cas de guérison rapide survenus dans ces conditions. On peut donc les conseiller aux parents, qui ne manqueront pas d'être les premiers à émettre cet avis. On aura seulement soin de s'enquérir des conditions climatériques des contrées où l'enfant serait envoyé.

Parmi les changements de résidence à conseiller pendant l'été, le départ pour une station thermale efficace, telle que la Bourboule, le Mont-Dore, etc., est particulièrement indiqué.

Pour les enfants suspects de scrofule, Salies-de-Béarn, Salins, Kreuznach, sont les stations de choix.

Tant que la coqueluche se manifeste par des quintes. même rares, le séjour au bord de la mer doit formellement être interdit. Il ne doit être permis que si la maladie est finie depuis plusieurs semaines.

Si le changement de résidence est impossible, on peut conseiller l'aérothérapie sous forme de bains d'air comprimé. L'aérothérapie donne souvent de bons résultats. Elle est utile contre l'anémie qui peut suivre la maladie ; elle est, de plus, un excellent traitement de l'emphysème qui accompagne et suit ordinairement la coqueluche. Ce mode de traitement a l'avantage d'être d'une application très facile chez les enfants.

Traitement des complications. — Les plus importantes et les plus graves des complications (broncho-pneumonie, tuberculose sous toutes ses formes) sont des infections secondaires. Grâce à une bonne prophylaxie et à une hygiène rigoureuse, on peut y soustraire les enfants dans une certaine mesure. Dans ce but, l'isolement est une condition essentielle. L'isolement, facile à pratiquer en ville, est généralement efficace, car la coqueluche de la ville se complique beaucoup plus rarement de broncho-pneumonie et de tuberculose que la coqueluche de l'hôpital.

Dans les hôpitaux, l'isolement est nécessaire dans l'intérêt des malades non coquelucheux et dans celui des coquelucheux, qui éviteront plus facilement la tuberculose et les infections surajoutées. Comme l'isolement et le traitement des coquelucheux dans une même salle ne remédient pas aux dangers de la broncho-pneumonie, l'idéal serait que chaque coquelucheux soit soigné dans une chambre séparée. Cet idéal est difficile à réaliser. On peut, toutefois, demander que tout coquelucheux atteint de broncho-pneumonie ou de tuberculose soit immédiatement séparé des autres. Si ces principes d'isolement sont mis en pratique, la coqueluche se compliquera rarement de broncho-pneumonie ou de tuberculose. Le pronostic de la coqueluche à l'hôpital cessera d'être aussi grave qu'il l'est actuellement.

La prophylaxie ainsi appliquée peut mettre les coquelucheux à l'abri des microbes venant des autres malades. Mais il ne faut pas oublier que certains microbes pathogènes (le streptocoque pathogène de la broncho-pneumonie, par exemple) peuvent habiter normalement la bouche. Il sera donc utile de les détruire ou d'en diminuer la virulence par l'antisepsie interne, réalisée par les lavages de la bouche avec des solutions d'acide borique ou de naphtol, par les irrigations nasales et mieux encore par les pulvérisations de poudre antiseptique.

Une fois déclarée, la broncho-pneumonie de la coqueluche est justiciable de son traitement ordinaire. Le traitement général le plus utile est encore le traitement par les toniques, par l'alcool à doses élevées. Localement, les poussées congestives seront combattues par des ventouses sèches et par des cataplasmes sinapisés. Si la broncho-pneumonie a de la tendance à présenter un foyer localisé, les vésicatoires de petite dimension et facilement renouvelables, les pointes de feu, seront indiqués.

Les pointes de feu seront particulièrement utiles dans la broncho-pneumonie chronique, plus fréquente dans la coqueluche que dans toute autre maladie.

Dans quelques cas, et après avoir averti les parents de la gravité de la situation, on peut tenter l'emploi des bains froids ou l'enveloppement, répété plusieurs fois par jour, dans le drap mouillé d'eau froide. Ce moyen se justifie par l'intensité de la congestion cutanée qu'il détermine. Il constitue le révulsif le plus puissant dont nous puissions disposer et est en même temps un excellent sédatif du système nerveux.

Deux complications, malheureusement presque fatales en raison de leur gravité immédiate, demandent une intervention immédiate : ce sont les convulsions et le spasme de la glotte.

L'éclampsie est extrêmement grave ; elle tue un coquelucheux sur dix. Pour la combattre, on pourra employer les stupéfiants, les inhalations de chloroforme, le bromure de potassium, à la dose de 50 centigrammes à 1 gramme, le chloral, donné en lavements. Les bains tièdes seront également prescrits.

L'éclampsie s'accompagne d'une hyperémie de l'encéphale, vérifiée à l'autopsie qui justifie l'emploi des émissions sanguines. Elle pourra donc être combattue dès le début par des sangsues appliquées derrière les oreilles ou par des ventouses scarifiées sur la nuque. Si le cas est pressant, une saignée générale pourra être essayée ; elle serait autorisée par la gravité de la situation.

Sans que nous ayons d'expériences personnelles pour préconiser ce mode de traitement, nous croyons que, dans le cas d'éclampsie, l'eau froide par des bains répétés ou par enveloppement avec le drap mouillé pourrait rendre des services. L'éclampsie étant due à l'hyperémie de l'encéphale, l'eau froide serait un moyen efficace d'amener le sang à la périphérie.

Dans le spasme de la glotte, les accidents se déroulent le plus souvent avec une telle rapidité, que la mort survient ordinairement avant qu'on ait eu le temps de porter secours à l'enfant.

Lorsque, pour une raison ou pour une autre, cet accident est à redouter, les personnes qui soignent les enfants doivent donc être averties de ce qu'il y aurait à faire si cet accident venait à se produire.

Quand le spasme de la glotte est incomplet, il suffit parfois, pour le faire cesser, de faire respirer quelques gouttes d'acide acétique ou d'ammoniaque, et de faire sur le corps des frictions énergiques avec du vinaigre.

Quand le spasme, plus intense, tend à se prolonger, il est utile de faire pratiquer la respiration artificielle en faisant exécuter aux bras des mouvements d'élévation et d'abaissement, et d'exciter la région diaphragmatique par tous les moyens disponibles, par la faradisation s'il est possible. Le marteau de Mayor, promené sur le thorax et l'abdomen, est, d'après l'expérience de Du Castel, un moyen d'une réelle efficacité pour régulariser les mouvements respiratoires.

Du Castel et son maître Labric déconseillent absolument l'emploi du moyen préconisé par Rosen de Rosenstein, qui consiste à faire vomir l'enfant en lui introduisant un doigt dans la bouche.

Quand tous les moyens employés ont échoué, si la mort est imminente, la trachéotomie est la ressource suprême.

TABLE DES MATIÈRES

CORBEIL. — IMPRIMERIE CRÉTÉ-DE L'ARBRE

Bulletin

des

Annonces.

PHARMACIE F. VIGIER

Pharmacien de 1ʳᵉ classe

LAURÉAT DES HOPITAUX ET DE L'ÉCOLE DE PHARMACIE DE PARIS

Paris, 12, Boulevard Bonne-Nouvelle, 12, Paris.

TUBES ANTISEPTIQUES VIGIER AU SUBLIMÉ

Solution alcoolique de sublimé, colorée par du bleu d'indigo, employée en *obstétrique* et en *chirurgie*. — La dissolution du sublimé dans l'eau est assurée et on obtient instantanément des solutions à 0 gr. 25, 0 gr. 50, 0 gr. 75 ou 1 gramme de sublimé pour 1000 grammes d'eau. — Se vendent par **boîtes de 10 tubes**, chaque tube renferme 1 gramme de sublimé.

RÉSORCINOL DU Dʳ WENNINGS

Liquide antiseptique non caustique, d'un parfum agréable, à base de **Résorcine**. — *Mode d'emploi :* Une à deux cuillerées à bouche de ce liquide, par litre d'eau, pour la *toilette*, les *injections*, les *ablutions* et pour les *pansements*.

EUCALYPTOLÉINE VIGIER (PÉTRO-EUCALYPTOL)

En badigeonnages plusieurs fois par jour, dans les cas d'Angines, Diphtérie, etc.

TRAITEMENT DE LA TUBERCULOSE PAR LE CARBONATE DE GAÏACOL VIGIER

En capsules de 0 gr. 10. — *Dose :* de 2 à 10 capsules par jour. — Le **Carbonate de Gaïacol** jouit des *vertus curatives* du gaïacol sans en avoir les *effets irritants*. — Traversant l'*estomac* sans se décomposer, il agit dans l'*intestin*. — Ne troublant pas les *fonctions digestives*, il remplace avantageusement le **Gaïacol** et la **Créosote**, il détruit la *tuberculine* (toxine), il excite l'appétit.

MANGANO-FER VIGIER

Contre l'*Anémie*, la *Chlorose*, etc. — Le **Mangano-fer Vigier** est du *saccharate de manganèse et de fer*, d'un goût agréable, extrêmement *assimilable* ; c'est le *fortifiant par excellence*. Il ne *constipe pas* et ne *noircit pas les dents*. — *Dose :* 1 cuillerée à soupe de cette solution au repas.